专家与您谈合理用药与误区系列

生命双要素

维生素与微量元素的合理选用与误区

总主编　宣世英　李德爱

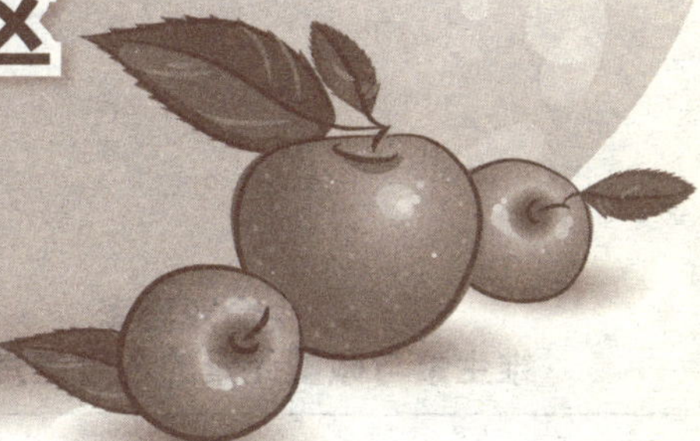

主　编　石　杰　杨　旭
副主编　田震学　苏家茹
编　者　石　杰　杨　旭　田震学　苏家茹
　　　　张新惠　顾　晶　鄢　妮　姜　曼

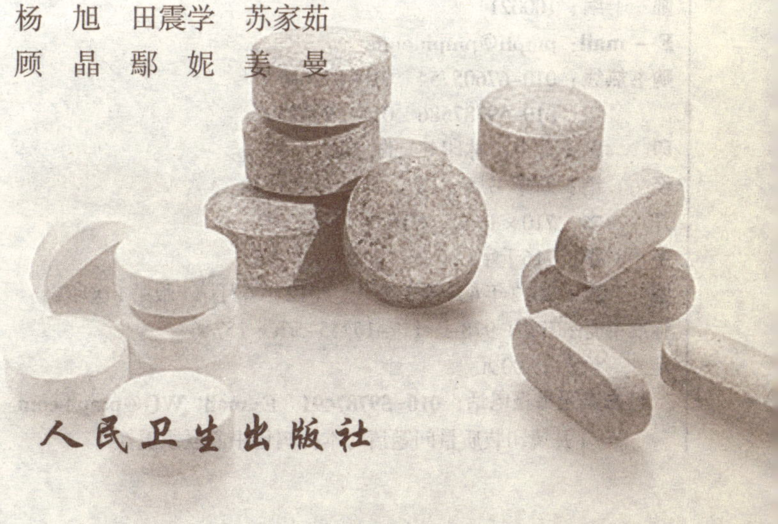

人民卫生出版社

图书在版编目（CIP）数据

生命双要素：维生素与微量元素的合理选用与误区 / 石杰等主编．—北京：人民卫生出版社，2012.6
（专家与您谈合理用药与误区系列）
ISBN 978-7-117-15715-5

Ⅰ．①生…　Ⅱ．①石…　Ⅲ．①维生素－基本知识②微量元素－基本知识　Ⅳ．①R151

中国版本图书馆 CIP 数据核字（2012）第 064336 号

生命双要素
维生素与微量元素的合理选用与误区

主　　编：石　杰　杨　旭
出版发行：人民卫生出版社（中继线010-59780011）
地　　址：北京市朝阳区潘家园南里19号
邮　　编：100021
E - mail：pmph@pmph.com
购书热线：010-67605754　010-65264830
　　　　　010-59787586　010-59787592
印　　刷：北京汇林印务有限公司
经　　销：新华书店
开　　本：710×1000　1/16　　印张：9
字　　数：116千字
版　　次：2012年6月第1版　　2012年6月第1版第1次印刷
标准书号：ISBN 978-7-117-15715-5/R·15716
定　　价：19.00元
打击盗版举报电话：010-59787491　E-mail：WQ@pmph.com
（凡属印装质量问题请与本社销售中心联系退换）

前言

长期以来，人们普遍认为维生素、微量元素等对任何人都是多多益善的，补充这类物质只要简单地买几盒保健品就行了。其实补充维生素要讲科学，否则就是适得其反。《专家与您谈合理用药与误区系列》——生命双要素科普丛书，力图用通俗易懂、生动活泼的语言，将维生素和微量元素的基础知识、生理功能、在疾病防治中的作用、缺乏时易患何种疾病、哪些食物中含量丰富等一一作了介绍，重点阐述了孕妇、哺乳期妇女、儿童、中老年人等特殊人群应怎样补充维生素和微量元素，联系现代人的生活习惯指出常见的营养误区。资料新颖，通俗易懂，旨在传播营养保健的新观念，适合各阶层人士阅读，也可供基层医务人员参考。

编 者

2012年3月

目录

上篇 维生素

下篇 微量元素

上篇

维生素

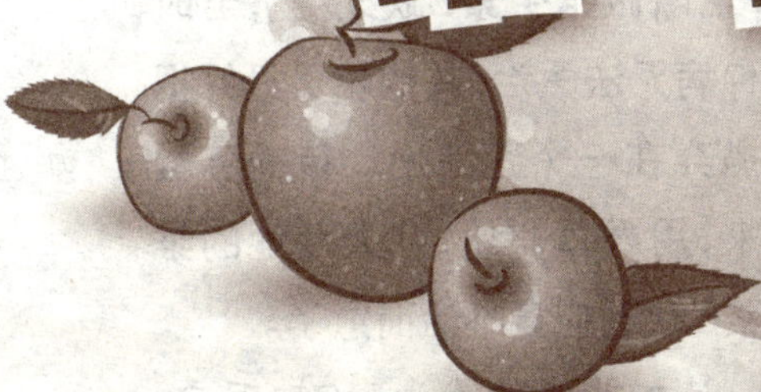

一、人体所需维生素概述

1. 维生素的发现、由来及种类

维生素也称维他命，是人体不可缺少的一种营养素，它是由波兰的科学家丰克命名的，丰克称它为“维持生命的营养素”。人体中如果缺少维生素，就会患各种疾病。因为维生素跟酶类一起参与着机体的新陈代谢，能使机体的功能得到有效的调节。那么维生素是怎么被人们发现的呢？在这个过程中人类付出了多少代价？维生素的发现有一个漫长的历程。

人类对维生素的认识始于3000多年前。当时古埃及人发现夜盲症可以被一些食物治愈，虽然他们并不清楚食物中什么物质起了医疗作用，这是人类对维生素最朦胧的认识。

1519年，葡萄牙航海家麦哲伦率领的远洋船队从南美洲东岸向太平洋进发。3个月后，有的船员牙床破了，有的船员流鼻血，有的船员浑身无力，待船到达目的地时，原来的200多人，活下来的只有35人，人们对此找不出原因。

1734年，在开往格陵兰的海船上，有一个船员得了严重的坏血病（现叫做维生素C缺乏症），当时这种病无法医治，其他船员只好把他抛弃在一个荒岛上。待他苏醒过来，用野草充饥，几天后他的维生素C缺乏症竟不治而愈了。

诸如此类的维生素C缺乏症，曾夺去了几十万英国水手的生命。1747年英国海军军医林德总结了前人的经验，建议海军和远征船队的船员在远航时要多吃些柠檬，他的意见被采纳，从此未曾发生过维生素C缺乏症。但那时还不知柠檬中的什么物质对维生素C缺乏症有抵抗作用。

1912年，波兰科学家丰克，经过千百次的试验，终于从米糠中提取出一种能够治疗脚气病的白色物质。这种物质被丰克称为“维持生命的营养素”，简称Vitamin(维他命)，也称维生素。

随着时间的推移，越来越多的维生素种类被人们认识和发现，维生素成了一个大家族。人们把它们排列起来以便于记忆，维生素按A、B、C一直排列到L、P、U等几十种。

现代科学进一步肯定了维生素对人体的抗衰老、防止心脏病、抗癌方面的功能。

附录：维生素发展史

公元前3500年——古埃及人发现能防治夜盲症的物质，也就是后来的维生素A。

1600年——医生鼓励以多吃动物肝脏来治疗夜盲症。

1747年——苏格兰医生林德发现柠檬能治维生素C缺乏症，也就是后来的维生素C。

1831年——胡萝卜素被发现。

1905年——甲状腺肿大被碘治愈。

1911年——波兰化学家丰克为维生素命名。

1915年——科学家认为糙皮病是由于缺乏某种维生素而造成的。

1916年——维生素B被分离出来。

1917年——英国医生发现鱼肝油可治愈佝偻病，随后断定这种病是缺乏维生素D引起的。

1920年——发现人体可将胡萝卜素转化为维生素A。

1922年——维生素E被发现。

1928年——科学家发现维生素B至少有两种类型。

1933年——维生素E首次用于治疗。

1948年——大剂量维生素C用于治疗炎症。

1949年——维生素B_3与维生素C用于治疗精神分裂症。

1954年——自由基与人体老化的关系被揭开。

1957年——辅酶Q10多酶被发现。

1969年——体内超级抗氧化酶被发现。

1970年——维生素C被用于治疗感冒。

1993年——哈佛大学发表维生素E与心脏病关系的研究结果。

2. 为什么说维生素是生命要素之一

人体所需的维生素分为脂溶性维生素和水溶性维生素两大类，前者包括维生素A、维生素D、维生素E、维生素K。后者包括维生素B族(维生素B_1、维生素B_2、维生素B_6、维生素B_{12})、维生素C、生物素、叶酸、烟酰胺、泛酸。

维生素是保障人体生长发育、维持生命和增强抗病能力不可缺少的物质。如果人体缺乏维生素，就会直接影响到人体各种生理活动以及对物质的代谢作用，并会罹患各种代谢性疾病。造成维生素缺乏的原因很多，归纳可分为摄入的减少以及需要的增加。前者包括：因为食物品种过于单一造成维生素摄入不全、或烹调加工不当造成维生素流失或破坏；还有的因患腹泻或肝胆疾病而影响对某些维生素的吸收；或因长期使用广谱抗生素而影响肠道细菌的合成，如维生素K；或因维生素与其他药物的相互作用而影响维生素本身的吸收。后者包括：高分解代谢患者、妊娠期妇女、儿童、驾驶员与从事高温作业以及特殊化工作业等特殊工种的人群等。维生素对人体生长发育以及生理代谢十分重要。

但是，维生素并不是补充得越多越好。补充过多会随人体尿液排出体外，不仅造成浪费而且加重肾脏负担；另外某些维生素补充过多，如维生素A摄入过多会加重肝脏负担，维生素C摄入过多会引起溶血、结石、腹泻。所以若长期大量使用某些维生素，结果不仅起不到应有的作用，反而会引起不良反应，甚至导致中毒。

3. 正常人体每日应摄取多少维生素

人体是基本不能合成维生素的，人体每日所需的维生素大多是从食物中摄取的，那么我们每日摄取的食物中含有多少维生素，我们每日对维生素的需求量又是多少呢?

维生素的含量表达方式一般用国际单位(IU)来表示，而一个国际单位的维生素表示某种维生素的一定的生物学效价。例如：1IU的维生素A相当于0.0003

毫克，1IU的维生素B_1相当于0.000003毫克，1IU的维生素C相当于0.05毫克，1IU维生素D相当于0.000025毫克，1IU维生素E相当于1.0毫克。

对维生素的需求在人类不同时期是不同的。下面介绍成年人每日对维生素的需求量（如表1所示）：

表1　成年人每日对维生素的需求量

名　称	需求量
维生素A	1.5毫克
维生素A原	3毫克
维生素D_2	0.01毫克
维生素E	20～30毫克
维生素K	0.1毫克
维生素B_1	1～2毫克
维生素B_2	1.8毫克
烟酸	20～30毫克
维生素B_6	2～3毫克
泛酸	5～10毫克
生物素	10微克
叶酸	3微克
维生素B_{12}	\
维生素C	75～125毫克

4. 合成维生素与天然维生素的比较

合成维生素或矿物质虽然可满足您所期待的效果，但是从优点来看，天然维生素在各方面都胜于合成维生素。假如我们把合成的和天然的两种维生素作化学分析的话，可能也不一定得到相同的结果。但是，天然维生素还有其他的优点。因为天然存在的维生素中含有人工合成维生素中所没有的物质。

合成维生素C中，除了抗坏血酸以外，什么东西都没有。但从玫瑰的果实中取出的天然维生素C却含有维生素P(生物类黄酮等物质，构成复合维生素C)，能够提高维生素C的效用。

天然维生素E中不只是有α-生育酚，而是含有全部的生育酚（α、β等），比合成维生素E能产生更大的效果。

然而，对花粉过敏的人服用天然的维生素C时，可能会出现不良反应，这是因为天然维生素C中可能含有花粉的杂质。大多数试用过合成和天然物质的人都肯定地说，天然物质的营养补品很少使胃肠出毛病。还有，最重要的是，即使摄取超过建议摄取量的天然维生素，也不会引起有害的副作用。

5. 维生素的食补

维生素A这种维生素一般有

两种存在方式。一种是存在于动物体中的维生素A醇，另一种是存在于某些蔬菜中的β-胡萝卜素。它是促进细胞生长的基础。能够保持皮肤以及泌尿系统的健康。β-胡萝卜素则是最有效的天然抗氧化素。维生素A醇来源：肝脏、鱼油、蛋黄、黄油和奶酪。β-胡萝卜素来源：胡萝卜、南瓜、杏、西瓜和一些绿叶蔬菜。

维生素B_1有助于人体从碳水化合物、脂肪和酒精中摄取能量。它能避免毒素在器官中沉积，从而防止对心脏和神经系统的破坏。来源：猪肉、牛肉、粮食、富含维生素的面包、豆类和干果。

维生素B_2有助于人体从食物中摄取能量，以便使其他维生素更好地发挥作用。来源：牛奶、酸奶、鸡肉、鸡蛋、鱼和一些含该维生素的粮食。

维生素B_6有助于人体释放蛋白质提供的能量，帮助免疫和神经系统的正常运转，促进红细胞的生成。来源：火腿、鸡蛋、鸡肉、鱼、面包、干果、香蕉和大豆等。维生素B_{12}有助于脱氧核糖核酸（DNA）以及核糖核酸（RNA）的生成，以及附着在神经纤维周围，促进保护作用的髓磷脂的形成，此外，还可以促进细胞分裂，以及叶酸向全身细胞的传送。来源：各种肉类、鱼以及乳制品。还有一些富含维生素的粮食。

维生素C有助于骨胶原的生成。这是一种能够保持牙齿、牙床、骨骼、软骨、皮肤和神经传输系统健康的蛋白质。此外，维生素C还是有效的抗氧化物质，有助于人体从蔬菜中吸收铁质。来源：柠檬类的水果，如柠檬、橘子和柚子等，以及草莓、辣椒、土豆和其他一些蔬菜。

维生素D有助于人体吸收钙质和磷质，对骨骼和牙齿的发育及成长必不可少。来源：鱼肝油、鸡蛋、人造黄油、金枪鱼、鲑鱼、沙丁鱼等。

维生素E也是一种有效的天然抗氧化物质，而且也是最好的一种。它被称为"使青春焕发的维生素"。来源：植物油、麦芽、干果和人造黄油等。

维生素K是某些蛋白质形成的基础物质，有助于凝血。来源：绿叶蔬菜等。

附：各种食物的维生素含量

每100克食物	胡萝卜素(毫克)	维生素A(IU)	维生素B_1(毫克)	维生素B_2(毫克)	维生素C(毫克)
籼米				0.15	0.05
粳米				0.16	0.05
糯米			0.19	0.03	
标准面粉				0.46	0.06
玉米面	0.13		0.45	0.11	
高粱米	0		0.14	0.07	
小米	0.19		0.59	0.09	
甘薯	1.31		0.12	0.04	30
马铃薯	0.01		0.10	0.03	18
芋艿	0.02		0.06	0.03	4
黄豆	0.40		0.79	0.25	
绿豆	0.22		0.53	0.12	
红小豆				0.31	0.11
蚕豆				0.39	0.27
豌豆(鲜)	0.15		0.54	0.08	14
黄豆芽	0.03		0.17	0.11	4
绿豆芽	0.04		0.07	0.06	6
北方豆腐				0.03	0.03
南方豆腐					
豆腐干				0.05	0.04
四季豆	0.30		0.08	0.12	7
白菜	0.11		0.02	0.04	24
油菜	1.59		0.08	0.11	61

续表

每100克食物	胡萝卜素(毫克)	维生素A(IU)	维生素B_1(毫克)	维生素B_2(毫克)	维生素C(毫克)
卷心菜	0.01		0.04	0.04	39
菠菜	2.96		0.04	0.13	31
芹菜	0.11		0.03	0.04	6
韭菜	3.49		0.03	0.09	19
番茄	0.31		0.03	0.02	11
葱头	微		0.03	0.02	8
胡萝卜(红)	2.80		0.02	0.05	8
白萝卜	0.02		0.02	0.04	30
莴笋(茎)	0.02		0.03	0.02	1
茄子	0.04		0.03	0.04	3
黄瓜	0.26		0.04	0.04	14
南瓜	2.40		0.05	0.06	4
丝瓜	0.32		0.04	0.06	8
苦瓜	0.08		0.07	0.04	84
冬瓜	0.01		0.01	0.02	16
辣椒	1.56		0.04	0.03	105
木耳	0.03		0.15	0.55	
鲜蘑菇			0.11	0.16	4
榨菜			0.04	0.04	1
紫菜	1.23		0.44	2.07	1
海带	0.57		0.09	0.36	
茭白	微		0.04	0.05	2
肥猪肉					
瘦猪肉					
猪肝		8706	0.40	2.11	18
肥瘦牛肉			0.07	0.15	

续表

每100克食物	胡萝卜素(毫克)	维生素A(IU)	维生素B_1(毫克)	维生素B_2(毫克)	维生素C(毫克)
肥瘦羊肉			0.27	0.13	
鸡			0.03	0.09	
鸭			0.07	0.15	
鹅					
鸡蛋		1440	0.16	0.31	
鸭蛋		1380	0.15	0.37	
黄花鱼			0.01	0.10	
带鱼			0.01	0.09	
鳗鱼					
墨鱼			0.01	0.06	
青鱼			0.13	0.12	
草鱼			0.03	0.17	
鲢鱼			0.04	0.21	
鳙鱼			0.16	0.15	
鲤鱼			微	0.10	
鲫鱼			0.06	0.07	
鲥鱼			微	0.14	
鳜鱼			0.01	0.10	
黄鳝					
河蟹		230	0.01	0.51	
河虾					
植物油	微		微		
酱油			0.01	0.13	
醋			0.03	0.05	
牛奶		140	0.04	0.13	1
羊奶		80	0.05	0.13	1
香蕉	0.25		0.02	0.05	6
苹果	0.08		0.01	0.01	5
广柑(橙)	0.11		0.08	0.03	49
橘子	0.55		0.08	0.03	30
梨	0.01		0.01	0.01	3

续表

每100克食物	胡萝卜素(毫克)	维生素A(IU)	维生素B_1(毫克)	维生素B_2(毫克)	维生素C(毫克)
桃	0.01		0.01	0.02	6
李	0.11		0.01	0.02	1
柿	0.16		0.01	0.02	16
枣	0.01		0.06	0.04	386
葡萄干					
荔枝			0.02	0.04	36
桂圆			0.01	0.55	34
西瓜	0.17		0.02	0.02	3
甘蔗					

如何从饮食中获取最多的维生素

所谓“食用适当的食物”并不只是说要摄取那些食物中所含的维生素。一份面面俱到的营养餐，也可能因为食品加工、贮藏、烹调等使其营养素在不知不觉中被破坏了。为了使您能从食物中获取最大的效果(不花费您的时间)，请注意：

● 假如您想从生蔬菜中获取充分的维生素B族和维生素C的话，不要将蔬菜长时间浸在水中，用流水冲洗即可。

● 吃生菜沙拉时，不要贪图省事，最好现做现吃。切好后的水果或蔬菜放置于一旁时，维生素会渐渐地失去。

● 要把新鲜蔬菜切开或切碎时，请用锋利的刀子，因为当蔬菜的组织受到损害时，维生素A和维生素C均会被破坏。

● 假如您不想在两三天之内把新鲜的水果或蔬菜吃掉，那么最好买急速冷冻的蔬菜。因为急速冷冻的荚豆中所含的维生素量高于家庭冰箱中保存一周的新鲜荚豆。

● 肉类买回来后，必须马上冷藏在华氏零度或以下，以防止变质和滋生细菌。

● 莴苣的外层绿叶虽然比内层嫩叶老，但却含更丰富的钙、铁及维生素C。

● 冷冻蔬菜要在烹调前才可解冻。

● 绿菜花的叶比其芽及茎部含更高的维生素A。

● 糙米比白米更有营养。

● 可以和外包装袋一起煮沸的冷冻食品比普通的冷冻食品能提供更多的维生素。还有，所有冷冻食品都比罐头食品好。

● 用铜锅烹调时，会破坏维生素C、维生素E和叶酸。

● 要避免烹调时失去营养素，用不锈钢、玻璃、搪瓷器皿最适当(铁锅虽可提供铁，但会破坏维生素C)。

● 烹调时间愈短愈好，尽量少加水，这样可使营养素的破坏减至最低。

● 如把装在玻璃容器中的牛奶放在阳光下，则会失去维生素A、维生素D和维生素B_2(阳光照射到的面包也会失去这些营养素)。

● 烧烤成金黄色且外壳变硬的食物，维生素B_1的含量比一般的食物少。

● 想从马铃薯中获取最多维生素的方法是，连皮烤或煮。

● 请多用蔬菜汁做汤，用肉汁做羹汁，水果罐头汁做甜食。

● 假如您想从蔬菜中摄取充分的维生素B_1或维生素C的话，在烹调时不要使用小苏打。

● 从市场买回来的蔬菜和水果应马上放入冰箱。

您是否知道：当蔬菜店老板对着蔬菜洒水，使蔬菜看起来更新鲜时，实际上对老板和您双方都有好处。如绿菜花，经常洒水维持湿润，会比未洒水时能保留两倍以上的维生素C。绿菜花是十字花科属植物，有抗癌作用，相信对于您是一个极佳的饮食选择。

6. 何时、如何摄入维生素效果上的区别

人体的活动是以一天24小时为一循环周期的。当人处于睡眠之中时，细胞却仍然在活动着。细胞若没有氧气和营养素的供给，就不能活动。所以，最有效的方法就是，在一天之中能够很平均地摄取营养补品。

假如您想一次摄取全部的量，不要在早餐后服用，而应在晚餐后服用。摄取营养补品最适当的时间是在每餐之后。因为维生素是有机物质，要使它有效地消化，必须要同时摄取其他食物和矿物质。水溶性维生素，尤其是维生素B族和维生素C很快的会经尿液排出，所以在早餐后、晚餐后分别摄取维生素，可使体内的维生素量经常保持在高位的状态。如果不方便的话，可将全部的量均分于早餐、晚餐后服用。

假如必须一次服用全部的维生素补品的话，应该在一天之中选择食量最多的那餐之后服用。也就是说，晚餐后服比早餐后服更为有效。

还有，一定要记住，要使维生素能被充分地消化，矿物质是不可欠缺的。所以，一定要经常注意同时摄取矿物质和维生素。

7. 人体缺乏维生素易患哪些疾病

（1）维生素A缺乏可导致结膜角化、泪腺分泌减少，形成眼干燥症。除了眼病，维生素A缺乏还可引起皮肤干燥粗糙，毛发干枯脱落等。

（2）维生素D缺乏时，儿童会发生佝偻病，成人出现骨软化症和骨质疏松症。

（3）维生素B_1缺少时，易引起多发性神经炎和脚气病，多见于以大米为主食的地区。

（4）维生素B_2缺乏时机体出现能量和物质代谢的紊乱，表现在外生殖器、舌、唇、口角的综合征。据我国两次营养调查显示，居民平均摄入量只有供给量标准的1/2。目前我国人群食用动物性食品较少，易造成维生素B_2缺乏。临床表现为：①口角炎；②唇炎；③舌炎；④睑缘炎；⑤阴囊炎；⑥脂溢性皮炎。

（5）维生素B_5缺乏病（又称癞皮病）多发生在以玉米为主食的地

区，过去，相当一段时间内新疆南部居民以玉米为主食，又无加碱食用的习惯，副食品供应不足，故发生过癞皮病流行，部分地区居民患病率高达50%。经长期防治，加之生活水平的提高，目前此病已基本得到控制。典型症状为皮炎、腹泻及痴呆，即所谓的“三D症”。

（6）人类缺乏维生素C可引起维生素C缺乏症，表现为毛细血管脆性增加，牙龈肿胀与出血，牙齿松动、脱落、皮肤出现瘀血点与瘀斑，关节出血可形成血肿，鼻出血，便血，月经过多。还能影响骨骼正常钙化，出现伤口愈合不良，抵抗力低下，肿瘤扩散等。我国北方地区新鲜水果蔬菜比南方少，故维生素C缺乏病较之南方更为多见。一般人体随年龄段不同，对维生素C的需要量不同，从出生至12岁依年龄不同为30～50毫克，少年、成年、老年皆为60毫克，孕妇80毫克，乳母100毫克。

（7）维生素E缺乏时会发生贫血，红细胞生命周期缩短和血小板增多现象。

（8）维生素K缺乏可导致出血性疾病。

（9）维生素B_6缺乏是一类病态的症状群，包括虚弱、易激惹、神经质、失眠等。

（10）维生素B_{12}缺乏的症状为衰弱、苍白、健忘、失眠、阵发性欣快，还可引起失调性、弥散性及进行性的脱髓鞘作用。

（11）维生素H（又称生物素）缺乏可引起机体对胆固醇合成的干扰，发生胆固醇血症。人们长期吃生鸡蛋可导致生物素的缺乏，有鳞状皮炎、舌乳头萎缩、黏膜变化、皮肤干燥、麻木、神经沮丧、疲乏、肌痛、高胆固醇血症及脑电图异常。

8. 过量服用维生素有毒副作用吗

维生素过量服用有毒副作用吗？回答是肯定的，“有”。因维生素不是构成人体各组织的成分，也不能提供能量，摄入过多对人体无益，有些还会产生毒副作用，甚至死亡。

如脂溶性维生素，常用的有维生素A、维生素D、维生素E等。脂溶性维生素口服后需胆汁帮助吸收，服用过量就会导致中毒。尤其是维生素A长期过量的服用，可造成严重的中毒甚至死亡，其轻度表现为头痛、烦躁、呕吐、腹泻、严重者表现为四肢疼痛、头发脱落、食欲不振、体重下降和膝关节挛缩等症状。也有报道孕妇服用大量维生素A有潜在的致畸作用。维生素D大量使用可引起高血钙，导致泌尿系统结石及软组织钙化。如大量用维生素D强化食品喂养幼儿，可使婴儿头盖骨和缝合线前钙化，脑发育成长没有余地，从而影响智力发育，且不易恢复。维生素E大剂量长期服用可导致胃肠功能紊乱、口角炎、眩晕、视力模糊等，妇女可引起月经过多或闭经。维生素K过量会引起黄疸或溶血性贫血及肝细胞损害等症状。

水溶性维生素，常用的有维生素C、维生素B_1等。水溶性维生素口服后在肠道内较易吸收，在体内无一定贮存，如摄入过多，即经肾从尿道排出，因此一般无毒副作用。但也有口服大剂量维生素C后造成泌尿系统结石的，且大剂量静注维生素C，可引起血栓形成或血管内溶血。维生素B_1肌内注射后可发生过敏性休克。维生素B_6大剂量静脉注射后可引起头痛、腹痛、皮疹等反应。烟酸过量服用会出现皮肤潮红、发热、瘙痒、心慌、恶心、呕吐等不良反应。叶酸服用过量表现为口苦、焦虑不安和睡眠反常等现象。

综上所述，随意将维生素作为"补药"来使用是不恰当的，应严格掌握使用指征，合理应用，防止滥用浪费和造成对人体的损害。

9. 与健康长寿有关的维生素

维生素是人体不可缺少的营养物质，适时补充维生素对老年人的健康长寿具有重要意义。在人体需要的各种维生素中，以B族维生素最为重要。如维生素B_6严重缺乏，数周后会全身无力、忧郁、失眠、淡漠、健忘、思维困难、活动减少、工作能力下降、情绪不稳。若烟酸（B族维生素之一）缺乏，轻者可以发生头晕、失眠、抑郁、焦虑、恐惧等症状，重者可能有精神错乱。若缺乏维生素B_{12}，可引起神经组织的变性、贫血，使神经萎缩，智力减退，活动减少。老年人各种维生素长期严重缺乏，还可能发生脑病，呈现痴呆症状。维生素C、维生素E也都能降低血脂，减轻或延缓动脉硬化过程，有抗过氧化物作用，减少老年斑在脑组织中的沉着，帮助维持脑血容量和神经细胞的营养代谢，延缓脑细胞的衰老。

每日所需的各种维生素由食物已能供应。但老年人由于食量减少，饮食常简单单调，胃肠功能减弱，吸收量不足，又易合并多种慢性疾病，影响营养代谢过程，易使维生素的供应量相对不足，或吸收量不够，或实际应用率不高，需要补充适量的维生素。尤其在发热、呕吐、腹泻、消化不良、长期饮酒、体力耗损过度和出现严重疾病时，更应适当补充维生素。平时为了维护老年人的身心健康，日常饮食中应注意多吃富含维生素的食物。

10. 孕妇不应盲目补充维生素

许多孕妇服用多种维生素，殊不知维生素虽是一种保健药品，但过量的维生素对胎儿也会产生不可忽视的副作用。例如，长期大量服用维生素C会导致流产，大量服用维生素A可能导致婴儿骨骼畸形、泌尿生殖系统缺损以及硬腭豁裂，服用维生素E过多会使胎儿大脑发育异常，过多的维生素D则会导致胎儿的大动脉和牙齿发育出现问题。

11. 维生素给您靓丽肌肤

皮肤是人体的一面镜子。一个健康且具有良好营养的人，皮肤应是光滑、丰腴、富于弹性和光泽的，而体弱多病、营养不良的人，其皮肤则表现为苍白无光，还易生黑斑、暗疮、满脸皱纹等，显得比同龄人衰老。研究表明，膳食中如能营养均衡，吸收足量的维生素和碳水化合物，可以健美人的肌肤。所以，各种维生素与皮肤健美有密切的关系。

◎**维生素A：**亦称美容维生素，可以使人的皮肤柔润、眼睛明亮，并减少皮脂溢出而使皮肤有弹性。饮食中如缺少维生素A，皮肤表现为粗糙、无光泽、易松弛老化。预防的办法是多吃胡萝卜、西红柿、橘子、菠菜、芹菜、大蒜、柠檬、土豆、麦胚、植物油、蛋黄以及奶、动物肝脏等。

◎**维生素B类：**如果膳食中缺少维生素B_1，除人体易感疲劳、抵抗力降低外，皮肤也易干燥并产生皱纹。维生素B_2缺乏，可发生口角炎和脂溢性皮炎、粉刺及色斑等。治疗应多吃麦芽糖、蜂蜜、蘑菇、杂粮、豆类、蔬菜、水果。维生素B_6有益皮肤，还有美发之效，可从香蕉、甜菜、蛋黄、蔬菜、谷物及豆类中摄取。

◎**维生素C:** 它可清除毒素，促进胶原合成，具有较强的抗氧化作用，可以降低黑色素生成与代谢，因而具有保持皮肤洁白细嫩、防止衰老的功效。柑橘、葡萄、芹菜、西红柿、生菜、柿子、干果和花粉、猕猴桃等富有维生素C，多吃有益皮肤健美。

◎**维生素E:** 具有保持皮肤弹性、抗氧化物侵蚀和防止皮肤细胞早衰的作用。存在于麦胚、谷物、植物油、豌豆、芹菜、花粉、豆类之中。

此外，脂肪摄入过少，皮肤可因缺少脂肪的充盈和滋润，而显得干涩无光泽。但脂肪摄入过多，易使皮下脂肪堆积，引起肥胖，又可造成皮肤脱屑、脂溢性皮炎、痤疮等皮肤病，影响皮肤健美及美容。值得注意的是，不要忘记喝足量的水。早晨起床后喝两杯温开水，每天至少要喝两升水，以清除体内毒素。少喝酒与饮用有兴奋作用的饮料，少吃糖及油腻、烟熏、辛辣的食品，多吃水果、蔬菜及杂粮。

二、维生素与健康

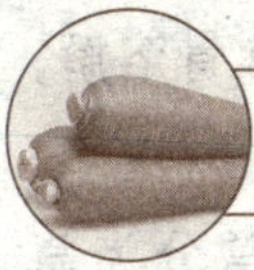

（一）明眸皓齿——维生素A

1. 维生素A的基本知识

维生素A又称视黄醇，是一种脂溶性维生素，它储存于肝脏中。它主要用来提高视力并且增强免疫系统功能。维生素A有两种。一种是维生素A醇，这是最初维生素A的形态（只存在于动物性食物中）；另一种是β-胡萝卜素，在人体内可以转变为维生素A的前体物质。维生素A能维持上皮组织和免疫系统结构及功能的完整性、维持正常视力，特别是黑暗适应能力（即夜间视物能力）、维持细胞正常分化和增殖、维持生殖腺体（睾丸和卵巢）的正常功能、维持胚胎的正常发育（对孕妇的作用），抗氧化功能（β－胡萝卜素是维生素A的前体）。

2. 维生素A在人体中的作用

（1）防止夜盲症和视力减退，有助于对多种眼疾的治疗（维生素A可促进眼内感光色素的形成）。

（2）有助于提高机体的免疫功能，促进机体抵御疾病的袭击，防止多种类型上皮癌瘤的发生；有抗呼吸系统感染作用。

（3）能保持组织或器官表层的健康；维持上皮组织正常功能；有助于祛除老年斑；外用有助于对粉刺、脓包、疖疮，皮肤表面溃疡等症的治疗。

（4）促进发育，强壮骨骼，维护皮肤、头发、牙齿、牙床的健康。

3. 维生素A缺乏能导致机体哪些不适症状

（1）暗适应能力下降、夜盲症及眼干燥症

维生素A缺乏的最早症状是暗适应能力下降，严重时可致夜盲，即在暗光下无法看清物体。由于角膜、结膜上的一些组织、泪腺等退行性变，导致角膜干燥、发炎、软化、溃疡、角质化等一系列变化，在球结合膜出现泡状银灰色斑点。严重时常可导致不可逆转的失明。

（2）黏膜、上皮改变

上皮组织分化不良，皮肤特别是臂、腿、肩、下腹部皮肤粗糙，干燥、鳞状态等角化变化。口腔、消化道、呼吸道和泌尿生殖道的黏膜失去滋润、柔软性，使细菌易于侵入，造成呼吸、泌尿生殖系统感染，特别易致支气管肺炎等严重疾病。

（3）生长发育受阻

尤见于儿童，首先影响骨骼的发育，齿龈增生与角化，影响牙釉质细胞发育，使牙齿停止生长。

（4）其他

味觉、嗅觉减弱，食欲下降。

4. 维生素A过多症的判断、预防与治疗

治疗量的维生素A副作用较小，但过量维生素A可使细胞溶酶体膜破裂，释放水解酶，影响细胞膜的稳定性，并可影响软骨溶解，造成骨质增生异常。

维生素A过多症通常分为急性和慢性两种。

5. 维生素A与儿童健康的关系

（1）小儿维生素A亚临床型缺乏与维生素A缺乏症的诊断

维生素是人体正常生理功能必需的一种营养素，是不可缺少的。除了人体肠道内的细菌能合成少量维生素K外，一般说来，人体需要的维生素均从食物中摄取。维生素的种类很多，有维生素A、维生素B、维生素C、维生素D等，缺乏某种维生素人体就会产生相应的不适症状。现今人们的营养条件虽好，但如果饮食不科学、食物搭配不合理，加之小儿消化吸收功能较弱，有偏食的喜好，以及小儿生长发育快，身体中需要的维生素相对较多等，孩子就容易发生营养失调，出现亚临床型维生素缺乏的现象。

维生素A容易发生亚临床型维生素A缺乏症，主要是血中维生素A降低，据调查，我国小学生每天维生素A的摄取量只有规定量的40% ~ 70%。由于缺乏维生素A会影响体内糖蛋白的合成，削弱皮肤黏膜的屏障功能，并妨碍抗体的形成，因此会使小儿的抵抗力减弱。

临床维生素A缺乏症，主要表现为患儿出现夜盲症（白天能看见东西，但夜间看不见，活动受限），眼角膜或结膜干燥，毕脱斑（在球结膜上发现干燥斑），角膜软化或角膜溃疡等临床表现。确诊需测定血浆和肝脏中维生素A的水平。有维生素A缺乏时，血浆中含量在50IU%左右(相当于15微克%)。若无维生素A缺乏，则血浆中含量为100 ~ 120IU%。

（2）易感冒的儿童应补充维生素A

临床中常发现一些儿童智力、身体发育都不错，就是爱感冒，并且一感冒就是十几天好不了。如化验血维生素A，会发现维生素A亚临床型缺乏。正是这些维生素A不足的儿童，呼吸道、肠道特别容易受到细菌、病毒的感染而发生感冒或腹泻，并且患病就拖延数天而不容易恢复，属于名副其实的体弱多病儿。

亚临床型维生素A缺乏，经过食补完全可以矫正。平时应注意膳食的营养平衡，经常食用富含维生素A的动物性食品和深色蔬菜，少吃腌制食品，孕妇和哺乳期妇女更应多吃含维生素A的上述食品，尽可能用母乳喂养婴儿，人工喂养婴儿应尽量选择维生素A强化的乳方。

关键是亚临床型维生素A缺乏要能及时发现，必要时应化验血，特别是易感冒、腹泻，且不容易痊愈的体弱多病儿，一定要化验血中的维生素A的水平是否正常。另外，值得注意的是在补充维生素A时，应防止维生素A过多引起中毒。为更准确地反映体内维生素A的营养状态，应测定血浆视黄醇结合蛋白，正常值为每升231微克，低于此值有缺乏的可能。

（3）维生素 A 与小儿腹泻

腹泻是5岁以下儿童死亡的主要原因。研究发现：维生素 A 缺乏症的3岁以下眼干燥症的儿童腹泻发生率为非眼干燥症儿童的3倍。维生素 A 和腹泻的关系可能与上皮细胞的完整性、视杆细胞和视锥细胞的作用、宿主免疫和其他的视黄醇非特殊效应有关，使消化道的湿润黏膜有可能变得异常干枯，并因此促使消化道更易遭受潜伏致病菌的感染，并且腹泻又影响或妨碍机体对维生素A的正常吸收和利用，导致人体维生素A严重不足和使腹泻难以痊愈。

所以，腹泻病人，尤其是慢性腹泻病人应多吃些富含维生素A的食物，如动物肝脏、肾脏、禽蛋、鱼类、胡萝卜或深绿色蔬菜。烹调某些含维生素A的蔬菜，宜适当多放些食油，有利于脂溶性的维生素A的吸收和利用。当腹泻难以痊愈或患者同时患眼干燥症时，应及时服用鱼肝油丸或维生素AD胶丸。

6. 维生素A的使用与妇女健康的关系

（1）维生素A与减缓月经紧张

月经前期紧张综合征：在月经期前有不少健康妇女都有某种不舒服的感觉和情绪改变，主要为盆腔沉重感、钝性腰背痛、头痛、乳房胀痛、全身乏力、疲劳、抑郁、神经过敏等，称为经前不适。本病实际包括神经精神症状及多种多样的器质性和功能性症状，故称为"经前期紧张综合征"。维生素A有维持上皮组织的完整和健全，促进上皮组织的生长和分化，参与间质组织黏多糖的合成，促进基底上皮细胞分泌黏蛋白，抑制表皮角化。补充维生素A可缓解月经紧张，治疗功能性子宫出血。预防方法：性激素及大量维生素A于经前14天开始服用，直至月经来潮。

（2）维生素A与乳腺癌

乳腺癌是危害妇女健康的主要恶性肿瘤，全世界每年约有一百多万妇女患有乳腺癌，而且男性也可患乳腺癌！有报道，维生素A能维持人体上皮组织的正常结构和功能，使致癌物质难以侵犯，又能增强机体的免疫系统，调动机体的抗癌能力，同时又可影响致癌物质的代谢，与致癌物质有生物拮抗作用。尤其适宜乳腺癌的防治，并且可以长期服用。不过，食用胡萝卜最好是用油炒熟食，这样才有利于胡萝卜素的吸收！

7. 上班族为什么应补充维生素A

维生素A是我国居民普遍缺乏的一种营养素，它必须溶解在油脂中才能被人体充分吸收，因此，吃维生素A油是一种简单有效的营养改善措施。平时吃绿叶蔬菜、奶制品少，特别是饮食不规律、整天看电脑的上班族，最容易缺乏维生素A，常吃维生素A油可以减轻眼睛的干涩感，还能提高对感染性疾病的抵抗力。

8. 维生素A的常用药物（保健品）剂型比较及用法用量

维生素A常见剂型比较如表2所示。

表2 维生素A常见剂型比较

药名	剂型	所含成分	规格
维生素A胶丸剂	胶丸剂	维生素A	5000单位/粒
维生素AD胶丸	胶丸剂	维生素A、维生素D	维生素A:10000单位/粒 维生素D:1000单位/粒
浓维生素AD胶丸	胶丸剂	维生素A、维生素D	维生素A:10000单位/粒 维生素D:1000单位/粒
维生素AD滴剂(50毫升)	滴剂	维生素A、维生素D	维生素A:5000单位/克 维生素D:500单位/克
浓维生素AD滴剂(10毫升、50毫升)	滴剂	维生素A、维生素D	维生素A:50000单位/克 维生素D:5000单位/克
维生素AD注射液(0.5毫升、1毫升)	注射液	维生素A、维生素D	维生素A:25000单位/0.5毫升 维生素D:2500单位/0.5毫升
伊可新(0～1岁)	胶囊	维生素A、维生素D	维生素A:1500单位/粒 维生素D:500单位/粒
伊可新(1岁以上)	胶囊	维生素A、维生素D	维生素A:2000单位/粒 维生素D:700单位/粒

注：维生素的含量表达方式一般用国际单位（IU）来表示，而一个国际单位的维生素表示某种维生素的一定的生物学效价，1IU的维生素A相当于0.0003毫克的维生素A，1IU维生素D相当于0.000025毫克的维生素D。

用法用量：

（1）用于治疗维生素A缺乏症：眼干燥症时先给予维生素A制剂，每日5000单位/千克，口服；或维生素A注射液每日0.5～1毫升，深部肌内注射，3～5天后临床症状好转，改为口服每日0.5万单位～1万单位，一般疗程为10天，有皮肤角化者疗程需1～2个月。

（2）预防维生素A缺乏症：对重症消化道疾患，影响脂肪吸收者，宜肌注维生素A制剂，每日2万单位～5万单位，应注意及时停药。由于肝胆疾病、消化道疾病而影响维生素A吸收时，应给需要量，婴儿每日1500～3000单位，儿童每日3000～5000单位。

9. 维生素A购买指南

维生素AD胶丸

本品为复方制剂，其组分为：每粒含维生素A 10000单位和维生素D 1000单位。

【适应证】

（1）治疗佝偻病和夜盲症。

（2）治疗小儿手足抽搐症。

（3）预防和治疗维生素AD缺乏症。

【用法用量】

口服：

成人：一次1粒，一日3～4次。

儿童：用量请咨询医生。

【禁忌证】慢性肾衰竭、高钙血症、高磷血症伴肾性佝偻病禁用。

【注意事项】应按推荐剂量使用，不可超量服用。

【孕妇及哺乳期妇女用药】

（1）高钙血症孕妇可伴有对维生素D敏感，功能上又能抑制甲状旁腺活动，以致婴儿有特殊面容、智力低下及患遗传性主动脉弓缩窄。

（2）全母乳喂养婴儿易发生维生素D缺乏，皮肤黝黑母亲婴儿尤易发生。婴儿对维生素D敏感性个体间差异大，有些婴儿对小剂量维生素D很敏感。

（3）妊娠期对维生素A需要量略增多，但每日不宜超过6000单位。孕妇摄入大量维生素A时有可能引起胎儿畸形，如泌尿道畸形、生长迟缓、早期骨骺愈合等。维生素A能从乳汁分泌，乳母摄入增加时，应注意婴儿自母乳中摄取的维生素A量。妊娠动物服用过量维生素A可能致胎儿中枢神经系统、脊柱、肋骨、心脏、眼及泌尿道畸形。有维生素A过量摄入，并可能合并早期妊娠者，应做妊娠试验，并测血中维生素A含量。维生素A过量期间应避孕。妊娠妇女如有维生素A摄入过量中毒，应进行有无胎儿致畸风险的咨询。

【药物相互作用】

(1) 口服避孕药可提高血浆维生素A的浓度。

(2) 维生素E可促进本品中维生素A的吸收，增加肝内贮存量，加速利用和降低毒性，但服用大量维生素E可耗尽维生素A在体内的贮存。

(3) 制酸药(如氢氧化铝)可使小肠上段胆酸减少，影响本品中维生素A的吸收。

(4) 大量维生素A与抗凝药(如香豆素或茚满二酮衍生物)同服，可导致凝血酶原降低。

(5) 考来烯胺、矿物油、新霉素、硫糖铝能干扰本品中的维生素A的吸收。

(6) 不应与含大量镁、钙的药物合用，以免引起高镁、高钙血症。

【贮藏】遮光、密封，在阴凉干燥处保存。

伊可新(0～1岁)
——维生素AD滴剂(胶囊型)

【成分】本品每粒含维生素A 1500单位，维生素D 500单位，辅料为植物油、维生素E。

【性状】本品内容物为黄色至橙红色的澄清液体，无败油臭或苦味。儿童用为小葫芦型。

【适应证】用于预防和治疗维生素A及维生素D的缺乏症。如佝偻病、骨软化症、亚临床维生素A缺乏引起的呼吸道及消化道感染易感性增高、夜盲症、眼干燥症、皮肤干燥角化及老年骨质疏松症等。

【用法用量】口服。将胶囊尖端剪开或刺破，将液体滴入婴儿口中或直接嚼服胶丸。1岁以下小儿，一次1粒，一日1次。

【禁忌证】慢性肾衰竭、高钙血症、高磷血症伴肾性佝偻病者禁用。

【注意事项】

(1) 必须按推荐剂量服用，不可超量服用。

(2) 当本品性状发生改变时禁用。

(3) 如服用过量或发生严重

不良反应时应立即就医。

(4)儿童必须在成人监护下使用。

(5)请将此药品放在儿童不能接触的地方。

【药物相互作用】

(1)抗酸药可影响本品中维生素A的吸收,故不应同服。

(2)不应与含有大量镁、钙的药物合用。以免引起高血镁、高钙血症。

(3)如正在服用其他药品,使用本品前请咨询医师或药师。

【不良反应】按推荐剂量服用无不良反应。长期或过量服用,可产生慢性中毒。早期表现为骨关节疼痛、肿胀、皮肤瘙痒、口唇干裂、发热、头痛、呕吐、便秘、腹泻恶心等。

【规格】维生素A1500单位、维生素D 500单位。

【贮藏】遮光,密封,阴凉干燥处保存。

【包装】铝塑包装,10粒/板,2板/盒。

【有效期】两年。

伊可新(1岁以上)
——维生素AD滴剂(胶囊型)

【成分】本品每粒含维生素A 2000单位,维生素D 700单位,辅料为植物油、维生素E。

【性状】本品内容物为黄色至橙红色的澄清液体,无败油臭或苦味。儿童用为小葫芦型。

【作用类别】本品为维生素类非处方药品。

【适应证】用于预防和治疗维生素A及维生素D的缺乏症。如佝偻病、骨软化症、亚临床维生素A缺乏引起的呼吸道及消化道感染易感性增高、夜盲症、眼干燥症、皮肤干燥角化及老年骨质疏松症等。

【用法用量】口服。将胶囊尖端剪开或刺破,将液体滴入婴儿口中或直接嚼服胶丸。1岁以上小儿,一次1粒,一日1次。

【禁忌证】慢性肾衰竭、高钙血症、高磷血症伴肾性佝偻病者禁用。

【注意事项】

(1)必须按推荐剂量服用,不可超量服用。

(2)当本品性状发生改变时禁用。

(3)如服用过量或发生严重不良反应时应立即就医。

(4)儿童必须在成人监护下使用。

(5)请将此药品放在儿童不能接触的地方。

【药物相互作用】

(1)抗酸药可影响本品中维生素A的吸收，故不应同服。

(2)不应与含有大量镁、钙的药物合用。以免引起高血镁、高钙血症。

(3)如正在服用其他药品，使用本品前请咨询医师或药师。

【不良反应】按推荐剂量服用无不良反应。长期或过量服用，可产生慢性中毒。早期表现为骨关节疼痛、肿胀、皮肤瘙痒、口唇干裂、发热、头痛、呕吐、便秘、腹泻恶心等。

【规格】维生素A 2000单位、维生素D 700单位。

【贮藏】遮光，密封，阴凉干燥处保存。

10. 维生素A使用中的常见误区

误区一

维生素A可随意补充，越多越好

我们知道，缺少维生素会损害健康，并导致严重疾病。可是，你知道吗？过量服用维生素及微量元素也会严重损害我们的健康！长期大量服用维生素A可引起食欲减退、皮肤发痒等症状，停药后可恢复。一次用量过大可致急性中毒，应该在医生指导下服用，做到对症，安全。

误区二

可以用牛奶服维生素A

人们常喜欢用牛奶来服用维生素A制品，据瑞典《每日新闻》报道，美国哈佛大学研究人员最近通过调查发现，低脂牛奶中加维生素A不利于身体健康，因为维生素A易造成人体骨质疏松，如经常服用维生素A的人髋骨骨折的危险性要比其他人高近50%，因此不宜用低脂牛奶服用维生素A制品。

11. 维生素A使用中的注意事项

人们在患有一些疾病的同时往往会服用维生素来提高机体抗病能力，但是，你可知道，一些药物是不能与维生素A同时服用的，如：

(1)维生素A与氢氧化铝同服，可使小肠上段胆酸减少，影响维生素A的吸收。

(2)维生素A与香豆素或茚满二酮衍生物同服，可导致凝血酶原降低。

（3）维生素A与考来烯胺、矿物油、新霉素、硫糖铝同服，能干扰维生素A的吸收。

（4）维生素A与维生素E合用时，可促进维生素A吸收，增加肝内存储量，加速利用和降低毒性，但大量服用维生素E可耗尽维生素A在体内贮存。

12. 提高维生素A吸收效果的窍门

（1）怎样正确服用鱼肝油

一般市售浓缩剂鱼肝油每毫升含维生素A为5万单位，含维生素D 5000单位，每毫升有30滴，那么每滴鱼肝油含维生素A的量为1670单位，维生素D为167单位，维生素A的生理需要量为2500 ~ 4000单位/日，而维生素D的预防量是400 ~ 800单位/日，相当于3 ~ 5滴鱼肝油。如果加大剂量服用鱼肝油，维生素D尚在治疗量内，而维生素A已经过量。比如有人每天吃20滴鱼肝油，等于每天摄入维生素3.3万单位，日积月累就会引起中毒。

（2）β-胡萝卜素与油一起摄取效果好

维生素A是肠溶性的，所以与油脂相溶后吸收率就会提高。另外，与维生素C、维生素E一起摄取可以提高抗氧化的功效，在体内发挥的效果持续时间长。

教你一招

水芹菜凉汤

这样的一杯汤中含有每日所需的维生素A，西红柿的酸味也恰到好处地调出了美味。

材料：(2人份)水芹菜一把，西红柿1个，洋葱1/4个，姜、盐、胡椒面各少许，鸡蛋1个，色拉油1小勺。

料理方法：①简单地切一下水芹菜，西红柿用热水烫去皮后切成梳子形状；②洋葱切成细丝，姜切成碎末；③打好鸡蛋；④在锅里放上少许色拉油加热后烹炒洋葱，洋葱熟了后加入2杯水；⑤开锅后把水芹菜、西红柿加进来煮沸，将鸡蛋甩在锅里，并加入盐、胡椒调味。

（二）大家族——维生素B族类

1. 维生素B族的基本知识

B族维生素是一大类水溶性维生素，它们有两个特点：

（1）不能在体内储存，过量的都随尿液排出体外，所以每日都必须要补充。

（2）它们的作用是相辅相成，彼此依赖，相互制约，共同发挥效力。主要有以下几种：

维生素B_1（硫胺素），维生素B_2（核黄素），维生素B_3（尼克酰胺、烟酰胺，又称尼克酸、烟酸），维生素B_5（泛酸），维生素B_6（吡多醇、吡多醛），维生素B_{12}（总称钴胺素），维生素B_{12}b（羟钴胺素），维生素B_{12}c（亚硝酸钴胺素），维生素Bc（叶酸），维生素H（生物素），胆酸。

2. 维生素B在人体中的作用

（1）维生素B_1促进体内糖氧化，产生人体活动所需要的能量；增进食欲，维持神经、消化、肌肉、循环系统的正常活动。

（2）维生素B_2在生物氧化过程中传递氢，与体内的氨基酸、脂肪酸和糖类的代谢有关；构成红细胞；参与视网膜再生；令指甲坚硬；同时，可以减少口腔炎症。

（3）维生素B_6是人体内参与蛋白质、核酸、不饱和脂肪酸、糖类代谢的重要营养素，对神经系统有控制作用，能缓冲紧张与压力；维持体内钠、钾平衡；促进血红素的合成；抗过敏的作用。

（4）维生素B_{12}是唯一含有重要矿物质钴的维生素。骨髓的造血器官要正常工作一定要有维生素B_{12}的参与，否则红细胞不会正常成熟，造成恶性贫血；对神经系统的健全也是不可缺少的；是蛋白质代谢和DNA合成所必需的。

（5）烟酸和烟酰胺在体内可以相互转换；参与脂肪的代谢，甘油的合成和分解、脂肪酸的氧化与合成；能降低胆固醇的水平；有扩张血管的作用，在某种程度上能防止心肌梗死。

（6）叶酸是正常红细胞和白细胞发育成熟、嘌呤和嘧啶生物合成必不可少的维生素；与维生素B_6、维生素C和维生素B_{12}合用来分解和利用蛋白质；同时可刺激胃酸分泌，促进食欲，预防食物中毒。

3. 维生素B缺乏能导致机体哪些不适症状

（1）维生素B_1轻度缺乏时，会引起厌食、体力下降、疲劳等，严重时可发生脚气病和心脏功能失调。

（2）维生素B_2缺乏时，可发生口角炎、舌炎、角膜炎、阴囊炎；脂溢性皮炎；贫血。

（3）维生素B_6缺乏时，表现为抽筋、呕吐、惊厥等，长期缺乏易出现动脉粥样硬化病变、肾结石。

（4）维生素B_{12}缺乏时，容易造成恶性贫血；它与神经健全有关。

（5）烟酸缺乏时，会发生糙皮病（癞皮病）；消化系统症状，有舌炎、舌疼痛且可有溃疡，久病后舌乳突萎缩，舌面光滑，且常有腹泻；精神神经系统症状，病人常有失眠、记忆力差、焦虑和抑郁，少数可出现狂躁、猜疑，甚至昏睡、神志不清。

（6）叶酸缺乏时，会出现贫血；失眠；舌炎；胃肠功能紊乱；生长发育不良、胎儿易畸形；情绪不稳。

4. 维生素B_1缺乏可引起婴儿夜啼

婴儿经常会在夜间出现不明原因的哭闹，对于有经验的妈妈来说，发现这些原因并不困难，但是由于病因引起的哭闹，大多数家长只知道佝偻病，最近研究发现，维生素B_1缺乏也是引起夜啼的原因之一。

婴儿若严重缺乏维生素B_1，会出现淡漠、抽搐、烦躁不安，甚至昏迷等精神症状；循环系统可表现为咳嗽、气急、水肿、全身青紫；消化系统会出现食欲减退、恶心、呕吐等。但维生素B_1缺乏还不太严重时，引起的症状则没有如此明显，大多仅表现为夜啼，往往容易被家长忽视。

那么，婴儿为何会缺乏维生素B_1呢？维生素B_1主要存在于谷类的外层，在谷粒研磨加工成精米、精白面粉时，维生素B_1容易与谷皮同时分离下来，造成大部分甚至全部丢失。如母亲吃的是精大米、精白面粉，摄入的维生素B_1减少，乳汁中的含量也就自然下降。婴儿吃的米粉、麦粉、粥同样是采用精加工的谷类，在食物加工中维生素

B_1还会损失10%～20%，其中以煮沸丢失最多。因此，婴儿体内的维生素B_1更少之又少了。

那么，如何预防婴儿维生素B_1缺乏呢？母亲在哺乳期应多吃粗粮和豆类，提高母乳中维生素B_1的含量。如果摄入这些食物有困难，应每日口服维生素B_1 10毫克。吃米粉、粥、米饭的孩子，可适当吃一些粗粮。如果孩子不愿吃，可每日口服维生素B_1 10毫克，以防不足。

5. 维生素B族与妇女健康的关系

（1）孕妇切莫多服维生素B_6

很多刚刚怀孕的少妇食欲减退，并感到轻度恶心，想呕吐，这种情况在医学上称为妊娠反应或妊娠呕吐。一些生过孩子的妇女可能知道，这时并不需要去医院，严重时才去医院开点镇静药、止吐药，常用的止吐药也就是维生素B_6。于是孕妇们便放心大胆地服用维生素B_6，以减轻妊娠反应，有时还要多服用几片，甚至长期服用，唯恐妊娠反应严重，影响自身和胎儿的健康。

殊不知，过量服用维生素B_6或服用时间过长，也会造成严重后果。这种后果主要表现在胎儿身上。由于长期过多服用维生素B_6，致使胎儿对它产生了依赖性，医学上称之为维生素B_6依赖症。出现这种依赖维生素B_6的原因，主要是由于维生素B_6与氨基酸的吸收、蛋白质的合成，以及神经、脂肪的代谢有密切关系，是细胞生长发育所必需的物质。但因其在食物中广泛存在，生理需要量很少，故缺乏症在成人中很少发生。而小儿一日有1～2毫克即足够，若母体过多使用维生素B_6，胎儿就容易产生对维生素的依赖。表现在小儿出生后，维生素B_6的来源不像在母体里那样充分，结果出现一系列异常表现。常见的异常表现有容易兴奋、哭闹不安，容易受惊，眼球震颤，反复惊厥，有的小儿在出生后几小时或几天内就出现惊厥。有这种毛病的小儿，在1～6个月龄时还会出现体重不增。如果诊治不及时，将会留有智力低下的后遗症。

所以，孕妇不应过多过久地服用维生素B_6。需要服用时，一定要有医师的指导，适量服用，这样既对你自身有益，对胎儿也有利。

（2）维生素B_{12}帮孕妇造血

对多数健康孕妇来讲，热量、

蛋白质已基本上可以达到满足的要求，但是孕妇不仅要供给自身的需要，还要供给胎儿生长发育，孕期中，除甘油三酯、维生素E外，其他营养素皆下降。因此仍需额外补充维生素、矿物质及微量元素。

维生素B_{12}是人体三大造血原料之一，它是唯一含有金属元素钴的维生素，故又称为钴胺素。维生素B_{12}与四氢叶酸（另一种造血原料）的作用是相互联系的。如果孕妇身体内缺乏维生素B_{12}，就会降低四氢叶酸的利用率，从而导致"妊娠巨幼红细胞性贫血"，会引起胎儿最严重的缺陷。

维生素B_{12}除了对血细胞的生成及中枢神经系统的完整起很大的作用之外，还有消除疲劳、恐惧、气馁等不良情绪的作用，更可以防治口腔炎等疾患。维生素B_{12}只存在于动物食品、奶、肉类、鸡蛋等。180克软干奶酪或1/2升牛奶中所含的维生素B_{12}就可以满足人体每日所需。只要不偏食，孕妇一般不会缺乏维生素B_{12}。

（3）缺乏叶酸易生缺陷宝宝

叶酸对红细胞分裂、生长、核酸的合成具有重要作用，是人体的必需物质。科学家发现，孕妇缺乏叶酸，可导致胎儿出现神经管畸形，如常见的无脑畸形和脊柱裂等。新生儿先天性心脏病及唇腭裂，也可能与叶酸缺乏有关。

饮食习惯造成我国孕妇普遍叶酸缺乏：煎炒烹炸的烹饪手段使叶酸大量损失。有研究表明，圆白菜做熟后叶酸会损失80%。

我国孕妇叶酸缺乏的三个特点：

1）北方孕妇的叶酸水平比南方低。

2）农村孕妇叶酸水平比城市低。

3）冬春季怀孕的女性叶酸水平低。

出现这样的情况主要是孕妇的膳食结构差别造成的。通常南方比北方蔬菜种类更多，尤其是到了冬季，北方相对更加缺乏；且北方人的主要烹饪习惯更不利于叶酸摄入，比如东北人喜欢炖菜，这样容易让B族维生素大量损失，造成叶酸缺乏。

孕前补充叶酸方法是关键，如何补充叶酸呢？建议服用叶酸增补剂，同时注意从食物中摄取，比如牛奶、动物肝脏、土豆、水果及绿色蔬菜等。

★ 特别提示 ★

金施尔康（多维元素片）、玛特纳、善存等营养补剂都含叶酸。一定要记住，缺少叶酸不好；叶酸补得过多也不好。

6. 维生素B族与老年人健康

（1）维生素B_{12}与叶酸能预防老年痴呆

最近，英国一项研究表明，加大维生素B_{12}和叶酸的摄入有利于避免常见的早发性痴呆。研究人员对数百名受试者进行血样分析揭示，血液中维生素B_{12}含量在正常范围的1/3下限者患老年痴呆的可能性增加3倍以上，而叶酸含量同样低者患此病的可能性增加2倍。

过去研究发现，补充维生素B_{12}确有降低老年人患痴呆症的奇妙作用。认为：维生素B_{12}缺乏，可使体内转钴胺素Ⅰ结构和作用改变，进而导致免疫球蛋白生成衰竭，抗病能力减弱，严重时会引起神经细胞的损害。这次英国的研究发现，在维生素B_{12}和叶酸缺乏的人中，半胱氨酸（一种有潜在危害的氨基酸）浓度最高，半胱氨酸含量在正常范围的1/3上限者患老年痴呆的可能性要高35倍。如今研究者对维生素B_{12}、叶酸和半胱氨酸的差异，究竟是导致老年痴呆病的结果还是原因，还不能最终确定。但老年痴呆症与维生素B_{12}和叶酸的缺乏肯定有密切关系，研究者认为，饮食的调理可能有助于防止老年痴呆，因为从食物中摄入维生素B_{12}和叶酸既有效且安全。

（2）素食老年人应补充维生素B_{12}

维生素B_{12}是维持健康的神经细胞和血红细胞所必需的，缺乏它就会引发很多疾病，包括疲劳和轻微头晕，更为严重的疾病则有神经受损、贫血和痴呆等。

以前医生们都认为，维生素B_{12}缺乏的唯一症状是一种罕见的疾病——恶性贫血。此病患者缺乏一种能让肠道吸收维生素B_{12}的蛋白质。最近几年越来越多的证据表明，维生素B_{12}缺乏症是一种普遍存在的问题。

与其他很多维生素不一样的是，天然维生素B_{12}仅在动物产品（包括猪牛羊肉、家禽肉和鱼肉）、蛋类与奶制品中才有，不过蛋类与奶制品中含量较少。因此，对于素食者而言，特别是那些连鸡蛋和奶制品都不吃的严格素食者，其体内的维生素B_{12}可能会很少。

对那些50岁以上的人来说，情况也是一样，因为他们中的很多人都有胃壁萎缩的现象，从而妨碍了胃酸的分泌。胃酸是人体从食物中吸收维生素B_{12}的一个至关重要的因素。

对于素食者和老年人来说，通过服用补充剂来摄取维生素B_{12}是很重要的，他们可以食用复合维生素和强化麦片。

（3）叶酸、维生素B_6、维生素B_1与动脉粥样硬化

猪肉、牛肉、羊肉、鸡肉含有丰富的蛋白质。蛋白质摄入人体后，分解产生甲硫氨酸，甲硫氨酸进一步分解，产生同型半胱氨酸。

正常人体内普遍存在同型半胱氨酸，可是每当含量超过正常范围时，就会促使低密度脂蛋白胆固醇氧化，使血管内壁增厚。同时还会增加血小板的黏附性，诱发血栓形成。不仅如此，同型半胱氨酸还会直接刺激动脉平滑肌，导致动脉粥样硬化、血管腔变窄，严重时导致心肌梗死、脑卒中等心脑血管疾病的发生。

现代医学研究发现，维生素B_6、维生素B_1和叶酸能调控同型半胱氨酸，使同型半胱氨酸维持正常水平，达到保护血管的目的，起到预防冠心病和脑卒中的作用。

维生素B_6、维生素B_1和叶酸普遍存在于粗粮、全麦食品以及绿叶蔬菜和水果中。一日三餐是维生素B_6、维生素B_1和叶酸的主要来源。如果食用的米面碾得太白、太精，B族维生素就会丢失很多，因此，除了改变吃精、白米和不良饮食习惯外，还应额外补充多种维生素，以预防心脑血管疾病的发生、发展。

7. 脚气患者应补充维生素B_1

脚气病是维生素B_1缺乏病，主要累及神经系统、心血管系统，水肿及浆液渗出。临床上以消化系统、神经系统及心血管系统的症状为主，常发生在以精白米为主食的地区。维生素B_1(硫胺素)常与其他B族维生素同存于食物中，属于水溶性维生素，在体内以辅酶形式参与多种酶的系统活动，尤其在碳水化合物氧化产能过程中起作用。体内储存不多，易缺乏。

维生素B_1的需要量与能量摄入量有密切关系，中国营养学

会以此提出，一般成年人在轻劳动条件下，维生素B_1的需要量为1.2 ~ 1.3毫克/日，当劳动强度增加时，供给量应逐渐增加，最高可达2.0毫克/日；成年女性比男性低0.1毫克/日。维生素B_1的需要量如表3所示。

表3 维生素B_1的需要量（毫克/日）

1～3岁	4～11岁	11～17岁	成人	老年人>50岁
0.6	0.7～0.9	1.5（男）	1.4（男）	1.4（男）
		1.2（女）	1.3（女）	1.3（女）

8. 烫发前后应补充维生素B_{12}

如今烫发的名称真是林林总总，让人应接不暇：离子烫、超级陶瓷烫、无重力烫、远红外线陶瓷烫、螺旋烫、编织烫、麦穗烫、空气烫、灵感烫……卷卷的烫发，虽然看起来很漂亮，但是，冷烫精中绝大多数是以巯基乙酸盐为主要成分的。这种物质极易经皮肤侵入体内，使肝、肾受损；怀孕期间若皮肤经常接触冷烫液，则会明显影响后代出生后的行为和功能；巯基乙酸盐还可导致女性月经异常，对消化系统亦有不良影响，并对人体产生肯定的致突变性。为此建议，平时烫发不宜太频繁，烫发后须立即将沾在头发及头部皮肤上的冷烫精清洗干净。如果是一次性接触冷烫精，只需在烫发前后每天口服维生素B_{12}约500 ~ 1000毫克，加服葡萄糖3 ~ 5克，共2 ~ 3天；如果是经常接触冷烫精，则应每月定期口服维生素B_{12}约3 ~ 5天，每天1次，能防止或减轻冷烫液对人体健康的损害。

9. 维生素B族常见剂型比较及用法用量

维生素B族常见剂型比较如表4所示。

表4 维生素B族常见剂型比较

分 类	药 名	规 格
维生素B_1	维生素B_1片	5毫克；10毫克
	维生素B_1注射液	1毫升：50毫克；2毫升：100毫克
维生素B_2	维生素B_2片	5毫克；10毫克
	维生素B_2注射液	2毫升：1毫克；2毫升：5毫克；2毫升：10毫克

续表

分类	药名	规格
维生素B_4	维生素B_4片	10毫克；25毫克
维生素B_6	维生素B_6片	10毫克
	维生素B_6注射液	1毫升：25毫克；2毫升：50毫克；2毫升：100毫克
维生素B_{12}	维生素B_{12}片	25微克
	维生素B_{12}注射液	1毫升：0.05毫克；1毫升：0.1毫克；0.25毫克：1毫升；0.5毫克：1毫升；1毫克：1毫升
叶酸	叶酸片	0.4毫克；5毫克
	注射用亚叶酸钙	3毫克；5毫克；25毫克；30毫克；50毫克；100毫克
	亚叶酸钙片	5毫克
烟酸	烟酸片	50毫克；100毫克
	烟酸注射液	1毫升：50毫克；1毫升：100毫克；2毫升：20毫克；

续表

分类	药名	规格
烟酸	烟酸注射液	2毫升：100毫克；5毫升：50毫克

【用法用量】

(1) 维生素B_1

1) 治疗维生素B_1缺乏症(脚气病) 口服维生素B_1每日20～30毫克。

2) 防治神经炎、心肌炎，治疗量每日口服维生素B_1 15～30毫克，预防量每日5～10毫克，分次服；有胃肠道疾病吸收障碍者，可肌肉或皮下注射每次25～50毫克，每日1～2次。

3) 作为各种疾病的辅助治疗，如全身感染、高热、糖尿病、营养不良、甲状腺功能亢进等，口服每日10～15毫克；肌注每次25～50毫克，每日1次。

(2) 维生素B_2：口服，每次5毫克，每日2～3次；急性症状可肌注每日5～10毫克。预防量：婴儿每日0.5～1毫克，儿童每日1～2毫克。

(3) 维生素B_4：口服，每次10～20毫克，每日3次，儿童减半。

(4) 维生素B_6

1) 维生素B_6依赖性疾病。维生素B_6依赖性惊厥：每日10～50毫克；维生素B_6依赖性贫血：每日10～100毫克；黄尿酸血症：每日5～10毫克。

2) 治疗维生素B_6缺乏所引起的惊厥，可肌注维生素B_6 100毫克。后给予预防量，婴儿每日0.5～1毫克，儿童1～2毫克，或饮食中有足够维生素B_6可停服。

3) 治疗维生素B_6缺乏性贫血，宜大剂量，每天50～200毫克，肌注或口服。

4) 预防因大量或长期服用异烟肼、肼屈嗪等引起的周围神经炎、失眠、不安；减轻抗癌药和放射治疗引起的恶心、呕吐。预防量每日1～2毫克，治疗量每日2毫克，均分3次口服。肌注或静注：每次25～50毫克，每日1次。

5) 治疗支气管哮喘，口服、肌注、静注：每日30～50毫克，分1～3次给予。

6) 局部涂擦治疗脂溢性湿疹等。

(5) 维生素B_{12}：口服：每日25～100微克(1～4片)或隔日50～200微克(2～8片)，分次服用或遵医嘱。肌注：成人，每日0.025～0.1毫克或隔日0.05～0.2毫克。用于神经炎时，用量可酌增。

(6) 叶酸：口服给药：糙皮病：每次50～100毫克，每日3次，饭后服用。高脂血症：每次100～200毫克，每日3次，饭后服用。静脉给药：糙皮病：每日300毫克，静脉缓慢注射。

10. 维生素B族购买指南

【品名】九维他

【成分】每支冻干粉剂含维生素B_1 3.1毫克，维生素B_2 4.92毫克，维生素B_3 40毫克，维生素B_5 16.5毫克，维生素B_6 4.86毫克，维生素B_9 400微克，维生素B_{11} 60微克，维生素B_{12} 5微克，维生素C 100毫克。

【适应证】防治水溶性维生素缺乏症。

【用法和用量】成人1支/日。

【注意事项】过敏体质者慎用。

【不良反应】个别患者可发生变态反应。

11. 服用维生素B族的注意事项

人们在患有一些疾病的同时往往会同时服用维生素来提高机体抗病能力，但是，你可知道，一些药物是不能与维生素B同时服用的，如：

（1）维生素B_1：在碱性溶液中易分解，与碱性药物如碳酸氢钠、水杨酸钠、巴比妥类、枸橼酸钠等碱性药物同用可引起分解。可使阿司匹林分解，增加对胃的刺激，合用时应间隔2～3小时。

（2）维生素B_2：不宜与甲氧氯普胺合用。应用吩噻嗪、三环类抗抑郁药、丙磺舒等，维生素B_2应加大用量。

（3）维生素B_4：不能与其他药物混合注射，且注射时需溶于2毫升磷酸氢二钠缓冲液中，缓慢注射。

（4）维生素B_6

1）与维生素B_{12}合用，可促进其吸收。

2）与异烟肼合用，可预防其中枢兴奋及周围神经炎。

3）与青霉胺、环丝氨酸等合用，可预防其可能导致的维生素B_6缺乏。

4）与左旋多巴合用，可减弱后者治疗帕金森病的效果，甚至加重其症状。减弱苯巴比妥、苯妥英钠的作用。

（5）维生素B_{12}

1）应避免与氯霉素合用，否则可抵消维生素B_{12}具有的造血功能。

2）体外实验发现，维生素C可破坏维生素B_{12}。同时给药或长期大量摄入维生素C时，可使维生素B_{12}血浓度降低。

3）氨基糖苷类抗生素。对氨基水杨酸类、苯巴比妥、苯妥英钠、扑米酮等抗惊厥药及秋水仙碱等可减少维生素B_{12}从肠道的吸收。

4）考来烯胺可结合维生素B_{12}减少其吸收。

（6）叶酸

1）与树脂类药物或纤维酸类药物合用可增加疗效。

2）与胆汁酸络合剂或苯氧酸类合用可提高疗效。

3）与胍乙啶等肾上腺素受体阻断剂合用，本药扩张血管作用增强，并可引起直立性低血压。

4）异烟肼可阻止烟酸与辅酶Ⅰ结合而致烟酸缺乏。

5）与他汀类药合用具有潜在

横纹肌溶解的危险。

（7）烟酸

1）与牛奶同服或进餐时服用可减少腹部不适症状，服药前30分钟给予阿司匹林可减少本品扩血管作用所导致的不良反应。

2）对本品过敏和消化性溃疡者禁用；动脉出血、糖尿病、青光眼、高尿酸血症、肝病、低血压者慎用。

12. 维生素B_1的新发现

（1）治疗失眠症：维生素B_1可调节自主神经功能紊乱，降低大脑皮质的兴奋，有助于睡眠。

用法：每晚睡前口服5～8片，获效后可逐渐过渡到每晚3片的维持剂量。对失眠者有良好效果。

（2）防治铅积蓄中毒：维生素B_1的排铅作用，可能是通过维生素B_1或其代谢产物与铅形成络合物而被排泄，并遏制铅的吸收。

用法：口服，每日3次，每次3片。

（3）预防过度疲劳：缺乏维生素B_1的患者容易产生疲劳、食欲不振、四肢乏力、肌肉酸痛等症，补充维生素B_1对预防疲劳等有较佳效果。

用法：口服，每日3次，每次3片。

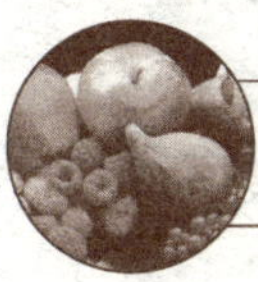

（三）生命之匙——维生素C

1. 维生素C的基本知识

维生素C又称抗坏血酸，属于水溶性维生素。维生素C是一种抗氧化剂，在生物氧化及还原过程和细胞呼吸中起重要作用。维生素C参与氨基酸代谢、神经递质的合成、胶原蛋白和组织细胞间质的合成，具有降低毛细血管的通透性、刺激凝血功能、增加对感染的抵抗作用，并参与解毒功能，还有抗组胺及阻止致癌物质生成的作用。本品用于补充营养及治疗维生素C缺乏症、齿龈肿胀、齿龈出血，以及用于各种急、慢性传染病或其他疾病以增强抵抗力，病后恢复期、创伤愈合期的辅助治疗，也用于过敏性疾病的辅助治疗。

维生素C之王——青椒

青椒原产于南美洲，由印第安人首先栽培，清初始传入我国。虽然青椒在我国只有300多年的历史，但是，经过我国的精心栽培，品种之多已经居世界之首位。青椒富含维生素C，据测定，每500克青椒含维生素C 525毫克，比西红柿高9倍，比大白菜高3倍，比茄子高35倍。它还富含蛋白质、脂肪、糖和矿物质等。

2. 维生素C在人体中的作用

（1）促进骨胶原的生物合成，利于组织创伤口的更快愈合。

（2）促进氨基酸中酪氨酸和色氨酸的代谢，延长机体寿命。

（3）具有抗氧化作用，防止细胞老化。

（4）改善脂肪和类脂特别是胆固醇的代谢，预防心血管病。

（5）促进牙齿和骨骼的生长，防止牙床出血。

（6）增强机体对外界环境的抗应激能力和免疫力，帮助建立不易感冒的体质，预防流行性感冒等病毒的入侵，还能有效治疗过敏症等免疫性疾病。

（7）有助于防止亚硝基胺（致癌物质）的形成，具有抗癌作用。

3. 维生素C缺乏导致人体哪些不适症状

（1）最典型的代表是维生素C缺乏症，是因为胶原无法顺利地被制造，导致微血管破坏而引发出血现象。起初只会反映在皮肤表面或牙床上，牙龈肿胀出血，牙床溃烂、牙齿松动。

（2）长骨骨膜下出血或骨骺端脱位可引起患肢疼痛，易引起骨骼畸形、骨折。

（3）伤口难愈合等。进一步则引起坏血症、贫血。

（4）大出血和心脏衰竭，严重时有猝死的危险。

维生素C缺乏症的实验室检查

（1）毛细血管脆性试验阳性。

（2）血清维生素C含量降低，正常值28.4～79.5/微摩尔/升（0.5～1.4毫克/分升），<11.4/微摩尔/升（0.2毫克/分升）可出现症状。

(3) 维生素C负荷试验：口服维生素C 100～200毫克，正常人6小时后约75%由尿排出，如排出量低于50%，则表明维生素C缺乏。

(4) 24小时尿中维生素C含量低于20毫克(正常值为20～40毫克)可诊断维生素C缺乏。

4. 维生素C与儿童健康的关系

(1)孩子被动吸烟会缺维生素C

根据研究,父母吸烟会使自己孩子的体内具有抗氧化作用的维生素C水平下降,与那些非吸烟父母的孩子相比,由于父母在家吸烟,使儿童被动吸烟会造成儿童血液内的维生素浓度下降。

被动吸烟的儿童应该更多的食用维生素C的食物或额外补充维生素C。当然,父母或将要做父母的人应该努力戒烟。富含维生素C的食物包括:柑橘类水果、草莓、甘蓝和马铃薯。许多其他的水果及蔬菜中所含的维生素C水平相对较低。维生素C作为一种强有力的抗氧化物质,对于人体的正常生长发育是必须的,因为它能够中和人体内造成细胞损伤的氧自由基。相反,吸烟则会加重氧自由基对人体的损伤,从而导致机体老化及慢性疾病。

(2)如何使宝宝更有效的摄入维生素C

1)孕妇及哺乳期妇女应摄入富含维生素C的食物(新鲜水果和蔬菜),以预防胎儿、婴儿维生素C缺乏。

2)人工喂养的婴儿从2～4个月起要及时添加富含维生素C的橙汁、西红柿汁等。

3)婴儿患病时,维生素C的需求量要增加,应及时补充维生素C。

5. 维生素C与妇女健康的关系

(1)维生素C可降低分娩的危险

孕妇在妊娠期间如果加量服用维生素C,可以降低她们在分娩时遇到的危险。胎儿羊膜早破为孕妇常见问题,羊膜过早破裂会给孕妇带来危险。专家认为,维生素C能够帮助加固由胶原质构成的羊膜,在怀孕前和怀孕期间未能得到足够维生素C补充的孕妇容易发生羊膜早破。

在怀孕期间,由于胎儿发育占

用了不少营养，所以孕妇体内的维生素C及血浆中的很多营养物质都会下降。专家建议，在孕妇的饮食中加强维生素C的补给能够防止白细胞中的维生素C含量下降，孕妇不仅要增量服用维生素C药丸，同时还应当多吃一些含丰富维生素C的水果和蔬菜，如橙子和西兰花。半斤橙汁的维生素C含量通常能达到100毫克。

（2）维生素C缺乏的妇女易患胆结石

最近发表在美国的内科学学报的一篇研究表明维生素C 缺乏可能导致胆结石。加利福尼亚州旧金山大学的内科和流行病学副教授西蒙博士对13000多位维生素C缺乏的妇女进行了研究，结果表明维生素C摄入不足容易患胆结石。那么每天吃一个橘子就可以远离胆结石医生了。

小规模的研究曾发现胆结石和维生素C 之间的关系。维生素C缺乏的几内亚猪很容易患胆结石。西蒙博士认为人体也会出现相似的情况。

胆汁由肝脏生成，在排放到消化道中后可分散脂肪。当胆汁中的胆固醇过饱和时便会形成胆结石。动物研究发现维生素C可控制胆固醇转化成胆汁酸。胆囊位于肝脏下方，呈梨形，可储存胆汁。胆结石可长到一英寸大小，导致腹部剧烈疼痛。通常采取外科手术切除胆囊来治疗。

据估计，美国大约有1900万的胆结石患者，三分之二是妇女。妇女更容易患胆结石是因为女性荷尔蒙雌激素增加了胆汁中胆固醇的浓度，而大部分胆结石是由胆固醇组成的。

西蒙参与了1988 ~ 1994年进行的美国全国健康和营养学调查，他在调查结果中发现血液中低抗坏血酸（维生素C的化学名）水平与女性胆囊症状的增加相关联，而在男性中没有这种联系。

具有较高抗坏血酸水平和经常服用维生素C的妇女胆结石的发病率明显减少。西蒙认为虽然维生素C与男性发生胆结石没有明显的联系，但这可能仅仅是因为男性胆结石患者的数量较少，不足以发现具有统计学意义的关联。

要搞清男性胆结石的患病原因和维生素C是否真对胆结石具有预防作用还需要更多的研究工作。

6. 维生素C常见剂型及用法用量

维生素C族常见剂型及用法用量如表5所示。

表5　维生素C族常见剂型

品名	剂型	规格
维生素C	片剂	25毫克
		50毫克
		100毫克
维生素C	注射液	2毫升:0.1克
		2毫升:0.25克
		5毫升:0.5克
		20毫升:2.5克

【用法用量】

（1）防治维生素C缺乏症（坏血病）：补充维生素C，每日300毫克，分次服用。预防量每天50毫克，分次服用。急性期应肌注或静注，每日1次，每次100～300毫克，以后改为口服，共用2～3周。一般治疗后24小时症状得到改善。

（2）治疗急性克山病心源性休克、病毒性心肌炎急性期：大剂量维生素C能增进心肌营养，促进心肌恢复，每次100～200毫克/千克，加入25%葡萄糖液中缓慢静注，治疗休克可在2～3小时或5～6小时重复注射，病情好转后改为每天1次，一般连续给药7天左右，其后改为口服。

（3）治疗口疮：将维生素C片0.1克压碎，撒于溃疡面上闭口片刻，1日2次，一般3～4次即可治愈。

7. 维生素C使用中的常见误区

误区

可以用维生素C替代蔬菜

维生素C制剂应用范围很广，不少人就误认为服用维生素C制剂，与食用含维生素C食物的效果是一样的。事实上，天然食物中所含的维生素C，与人工合成的维生素C是不尽相同的。

在水果和蔬菜中，天然维生素C是以抗坏血酸和芸香苷起着协助抗坏血酸发挥作用的。而人工合成的维生素C是纯药物制剂，在效果上远不如天然维生素C。此外，服用合成制剂往往用量较大，若长期服用可在体内形成草酸，而这是形成肾脏草酸盐结石的潜在威胁。相反，水果、蔬菜中的维生素C，不会导致尿液中草酸含量过高。因此，不要用维生素C替代蔬菜。

对一个健康人来说，每日维生素C的需要量为50～150毫克。自然界中富含维生素C的食物有鲜枣、柑橘、山楂、辣椒、青蒜、西红柿及许多野生浆果等，适当食之即可满足人体每天对维生素C的需要。

8. 维生素C的注意事项

（1）不良反应：过量服用每日1～4克，可引起恶心、腹泻、呕吐、皮疹、胃酸增多、胃液反流，有时尚可见泌尿系结石、尿内盐酸盐与尿酸盐排出增多、大量静脉注射可导致血栓形成、血管内溶血或凝血等，有时可导致白细胞吞噬能力降低。每日用量超过5克可导致溶血，重者可致命。

（2）本品在碱性环境中易破坏，故不宜与氨茶碱、碳酸氢钠、谷氨酸钠等配伍。

（3）大量长期服用突然停药，有可能出现维生素C缺乏症状，故宜逐渐减停药。

（4）可破坏食物中维生素B_1和维生素B_{12}，与食物中的铜、锌离子络合，阻碍其吸收，从而可能产生维生素B_1和维生素B_{12}或铜、锌缺乏症状。

（5）与其他药物的相互作用

1）本品能增强阿司匹林、巴比妥类、利尿药、铁制剂的作用。

2）可减弱阿托品、奎尼丁、肝素、华法林、苯丙胺的作用。

3）与磺胺类及对氨基水杨酸合用形成结晶尿，造成肾脏损伤。

4）巴比妥类、阿司匹林、四环素、液状石蜡、磺胺类、口服避孕药，能减弱维生素C的作用。

9. 维生素C的新发现——抑制某些肿瘤的生长

维生素C可以阻碍某些类型肿瘤的生长。但是机制与很多科学家怀疑的不同。

维生素C和其他抗氧化剂能延缓肿瘤的生长。需要指出的是，其机制与很多学者设想的不同。

研究者发现，荷载了人类淋巴瘤细胞或前列腺癌细胞的老鼠，给予维生素C或其他抗氧化剂后，肿瘤生长得到抑制。

抗氧化剂是一类保护机体免受自由基等不稳定分子破坏的营养素。维生素C、维生素E和β-胡萝卜素是熟知的几种抗氧化剂。

以前的研究认为，维生素C抑制肿瘤的机制是保护DNA免受自由基破坏。

但是，有研究者称抗氧化剂通过另外的途径起作用——抑制肿瘤在特定条件下的生长能力。

了解抗氧化剂抑制肿瘤的机制将有助于其应用于癌症的治疗。除了这项研究涉及的肿瘤类型，其他研究还发现维生素C可以抑制结肠癌和子宫颈癌。

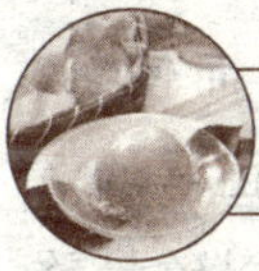

（四）强身健骨——维生素D

1. 维生素D的基本知识

维生素D，又称抗佝偻病维生素。一类由固醇衍生而来的脂溶性维生素。有4种有效成分，其中维生素D_2和维生素D_3的生理活性较高。鱼肝油中所含的为维生素D_3，即胆钙化醇。维生素D为无色晶体，不溶于水而溶于油脂及脂溶性溶剂，相当稳定，不易被酸、碱或氧化所破坏。主要功能是调节钙、磷代谢，促进骨骼、牙齿正常发育。人类和动物每天必需从食物中摄取适量的维生素D，才能维持正常的发育和健康。成人每天对维生素D的最低需要量为5000国际单位，婴幼儿每天为400国际单位。

长期维生素D摄食不足或不晒太阳，易引起体内缺乏维生素D，不能维持钙平衡，患者骨质软弱，膝关节发育不全，两腿形成内曲或外曲畸形；成人则患骨骼脱钙作用，孕妇和授乳妇女的脱钙作用严重时，导致骨质疏松病，患者骨骼易折，牙齿易脱落；儿童则会骨骼发育不良，易患佝偻病（软骨病）。经常服用鱼肝油可防治维生素D缺乏病。日光中的紫外线可使皮肤内的维生素D前体（7-脱氢胆固醇）转化为维生素D，故多晒日光可预防维生素D缺乏。

维生素D摄食过量会引起中毒，早期症状为乏力、疲倦、恶心、头痛、腹泻等，较严重时引起软组织钙化，导致重大病患；还可使总血脂和血胆固醇量增高，妨碍心血管功能。

2. 维生素D在人体中的作用

（1）提高机体对钙、磷的吸收，使血浆钙和血浆磷的水平达到饱和程度。

（2）促进生长和骨骼钙化，促进牙齿健全。

（3）通过肠壁增加磷的吸收，并通过肾小管增加磷的再吸收。

（4）维持血液中柠檬酸盐的正常水平。

（5）防止氨基酸通过肾脏损失。

3. 维生素D缺乏导致人体哪些不适症状

佝偻病是最常见的维生素D缺乏症，是由于维生素D缺乏引起钙磷代谢紊乱而造成的代谢性骨骼疾病。其特点为骨样组织钙化不良引起的骨骼生长障碍，重者造成骨骼畸形，甚至骨折。在儿童时期，即骨骺尚未联合以前发病的称佝偻病，钙化障碍发生在生长板的软骨基质，多见于2岁以下的小儿。此病虽不直接危及生命，但易被忽视，严重者引起生长发育受阻，骨骼畸形，同时影响神经、肌肉、造血系统功能及全身免疫力降低。骨软化病是指骨骺板已闭的成人中发生了骨钙化障碍。随着营养条件的改善，此病发病率已降低，在妊娠、多产的妇女及体弱多病的老年人中易患此病或有潜在的维生素D缺乏。

4. 维生素D缺乏性佝偻病

维生素D缺乏性佝偻病是一种常见婴幼儿的慢性营养不良病。由于维生素D不足而使钙、磷的代谢失常，钙不能正常的沉着在骨骼的生长部分，以致骨骼发生病变。

正常人体所含的维生素D，来源于日光照射和含有维生素D的食物中，如各种鱼肝油、动物肝脏、鱼肉及蛋黄等。若婴儿缺乏日光照射，或饮食中未添加含维生素D的食物，或生长发育过快，或有反复的腹泻，或有肝胆疾病等影响了维生素D的吸收，均可发生维生素D缺乏症。

佝偻病初期，小儿主要表现为好哭、睡眠不安，出汗多，秃发等。若不及时给予治疗，就会出现骨骼及肌肉病变，如方颅、囟门闭合延迟、出牙晚、胸廓呈鸡胸畸形、脊柱弯曲、肋骨下缘外翻，两下肢弯曲呈“O”形或“X”形、全身肌肉松弛、生长发育落后、记忆力和理解力差，说话迟等。

防治：新生儿出生后2～4周添加维生素D，对早产儿及冬季出生的孩子更应重视。每日可给小儿加维生素D 400～500国际单位，或浓缩鱼肝油4～6滴。若病较重或消化吸收不良者，要到医院接受突击疗法。

日光浴是个好办法，可以预防佝偻病的发生。孕妇、哺乳期母亲及婴儿都应到室外晒太阳，因紫外线不能透过普通玻璃，故不宜关窗接受日照。要尽量争取母乳喂养和及时添加含有维生素D的食物。

5. 维生素D的常用药物及用法用量

（1）药用维生素D与鱼肝油的区别

药用维生素D来源于植物和动物两种，其生理作用基本相同，在体内均可促进钙磷的吸收，预防和治疗佝偻病。各种维生素D制剂有针剂、丸剂等，应根据儿童的实际情况使用。

市售鱼肝油品种规格较多，有针剂、丸剂，并有浓缩滴剂、淡鱼肝油、橙橘汁味鱼肝油等，但绝大多数滴剂内维生素A与维生素D的比例是10∶1，即维生素A的含量是维生素D的10倍。防治婴幼儿佝偻病，主要补充维生素D，故不宜选用这种比例的鱼肝油。这种滴剂往往因维生素A含量过高而引起维生素A中毒。另一种“儿童用鱼肝油滴剂”，维生素A和维生素D的含量是2∶1。根据1981年修订的中国人每日膳食营养素供给量标准，要求初生至6个月婴儿的膳食中供给维生素A 666国际单位，维生素D 400国际单位。若使用“儿童用鱼肝油滴剂”，应为每日2～3滴，同时也补充了足够的维生素A。但因鱼肝油中含脂肪量多，若遇小儿肠胃功能欠佳，常有便稀腹泻时，应选用维生素D针剂以达防治佝偻病的目的。

（2）鱼油、鱼肝油和鲨鱼肝油的区别与比较

近几年来，随着人们对生活质量的要求越来越高，人们更加注重营养保健药品的应用，维生素的需要也是更加被大家关注，尤其是现在关于鱼油、鱼肝油、鲨鱼肝油的广告的铺天盖地的宣传，促使人们蜂拥购买和盲目补充。但是，人们不了解三者的区别，不能作出针对性的购买，存在着随波逐流的现象。

◎**鱼油：**是以生活在深海的鱼为原料提取的油脂，属于鱼脂类。它的主要成分是一种称之为EPA

和DHA的多元不饱和脂肪酸，可以降低人体血液中的低密度脂蛋白胆固醇，减少血液的黏稠度，防止血液斑块的形成。

◎**鱼肝油：**鱼肝油的原料是鱼的肝脏，主要成分是维生素A与维生素D。其中维生素A对于人体免疫系统相当重要，如果缺乏维生素A，就会发生夜盲症和眼干燥症。不过维生素A除了可从鱼肝油中摄取外，在一般食物如其他动物肝脏、蛋黄、牛乳及乳制品、胡萝卜中也都可得到。维生素D则是人体骨骼中不可缺少的营养素，一旦缺乏就会发生软骨症。一般而言，维生素D可经由太阳光照射皮肤，在人体中自行合成，满足人体所需。但是，皮肤合成维生素D的能力，会随着年龄的递增而逐年减弱。所以，为了维持骨骼的硬朗，必须特别注意维生素D的摄取。

◎**鲨鱼肝油：**鲨鱼肝油的功效成分是烷氧基甘油，它的功效是提高人体的免疫力，增强体质，助长发育，健脑、益智、帮助钙、磷吸收，增强对传染病的抵抗力。可用于婴幼儿及儿童成长期补充维生素A、维生素D及DHA。预防眼干燥症、夜盲症和佝偻病，有利于胎儿、婴儿健康成长和大脑发育。对老年人免疫力低下、糖尿病、骨质疏松、记忆力减退、视力下降有较好的作用。

【用法用量】

（1）治疗维生素D缺乏性佝偻病应根据其临床分期决定用药方法。

初期：可口服维生素D每日5000单位～1万单位，持续1个月后改为预防量。不能口服时也可肌内注射维生素D 30万～40万单位，2～4周后重复1次，后改为预防量。

激期：口服维生素D每日1万～2万单位，持续1个月后改为预防量。重度佝偻病可采用突击疗法，即维生素D 60万单位肌内注射，每1～2周1次，连续2～3次，总量120万～180万单位。2～3个月后改为预防量。

治疗胎儿性佝偻病，应于出生后数日即给予浓缩维生素D，每日5000单位，口服，不能口服时可肌内注射。

维生素D治疗的同时应补充钙剂。突击疗法治疗前应先给予钙剂，一般口服10％氯化钙溶液，每次10毫升，每日3次，共3天，或口服葡萄糖酸钙。

（2）预防维生素D缺乏症：每日补充维生素D 400单位，早产儿应提早在出生后第2周开始给予，出生后前3个月每天可用到800单位，以后每天减至400单位，小于2岁的小儿生长速度减慢，户外活动较多，一般无需再用维生素D预防。

（3）长期服用抗惊厥药物及肾上腺皮质激素类药物的患者，为防止骨质疏松，口服维生素D每日500 ~ 1000单位。

（4）治疗维生素D缺乏性佝偻病：因本病血磷低，对一般剂量的维生素D无效，故应大剂量，开始每日5万单位，后根据血钙浓度和尿钙排泄情况，加减维生素D用量，每月调整1次，在原来基础上加减2万 ~ 3万单位。如已出现维生素D中毒症状而佝偻病症状未好转，可将其减至安全量，同时服用磷酸盐制剂。当骨骼停止发育时，减少维生素D用量，一般约为每日2.5万 ~ 5万单位。

6. 维生素D的购买指南

鱼肝油

本品主要成分及其化学名称：本品为复方制剂，其组分为每克含维生素A 1500单位和维生素D_3 150单位。

【性状】本品为黄色至橙红色的澄清液体；微有特异的鱼腥臭，但无败油臭。

【适应证】用于防治佝偻病、骨软化症、夜盲症、角膜软化、眼干燥症等维生素A、维生素D缺乏症。

【用法用量】口服。每次2 ~ 10毫升，每日3次。

【禁忌证】慢性肾衰竭、维生素A过多症、维生素D增多症、高钙血症、高磷血症伴肾性佝偻病患者禁用。

【注意事项】

(1) 应按推荐剂量服用，不可超量服用。

(2) 如服用过量或出现严重不良反应，请立即就医。

(3) 当药品性状发生改变时禁止服用。

(4) 请将此药品放在儿童不能接触的地方。

【孕妇及哺乳期妇女用药】孕妇对维生素A需要量略增多，但每日不宜超过6000单位。哺乳期妇女慎用。

【药物相互作用】

(1) 抗酸药可影响本品中的维生素A的吸收,故不应同时服用。

(2) 不应与含大量镁、钙的药物合用,以免引起高镁、高钙血症。

(3) 洋地黄与本品同用时应谨慎,因维生素D会引起高钙血症,诱发心律失常。

(4) 与维生素E合用时,可促进维生素A的吸收,增加肝内贮量、加速利用和降低毒性,但大量维生素E服用可耗尽维生素A在体内的贮存。

【药物过量】一次性摄入维生素A成人超过100万单位,小儿超过30万单位,维生素D日剂量超过5万单位可致急性中毒。

【规格】每克含维生素A 1500单位,维生素D_3 150单位。

【贮藏】遮光、密封,置阴凉干燥处保存。

凯思立D

【药物组成】本品每片含主要成分碳酸钙1250毫克(相当于钙500毫克),维生素D_3 200国际单位。辅料为山梨醇、PVP K30、橘味颗粒、阿斯巴甜和硬脂酸镁。

【性状】本品为类白色带有橙黄色斑点片,橙味。

【适应证】用于防治骨质疏松,也可作为妊娠、哺乳期妇女、更年期妇女、老年人等的钙补充剂。

【用法用量】口服,一次1片,一日1～2次,一日最大量不超过3片,咀嚼后咽下。

【注意事项】

(1) 心肾功能不全者慎用。

(2) 尿钙或血钙浓度过高者禁用。

(3) 洋地黄化病人禁用。

(4) 当药品性状发生改变时禁止服用。

(5) 儿童必须在成人监护下使用。

(6) 请将此药品放在儿童不能接触的地方。

【药物相互作用】如正在服用其他药品,使用本品前请咨询医师或药师。

【不良反应】

(1) 嗳气、便秘。

(2) 大剂量服用可发生高钙血症。

(3) 偶可发生奶-碱综合征,表现为高血钙、碱中毒及肾功能不全。

【贮藏条件】遮光,密封保存。

【规格】每片含碳酸钙1250毫克（相当于钙500毫克），维生素D 200国际单位。

钙尔奇 D300 咀嚼片

钙尔奇D300咀嚼片，每片含碳酸钙750毫克，其中元素钙含量300毫克，更有维生素D 60国际单位，帮助钙的吸收。也因为儿童的消化功能正在完善，所摄取的食品、蔬菜的种类还较有限，再加上大多数儿童有挑食厌食现象，平日不吃蔬菜现象较为普遍，因此，在补钙的同时，补充维生素 D 尤为重要。

钙尔奇D300为橙橘味，可咀嚼，特别适合儿童及吞咽有困难的人。

【商品规格】750毫克×60片。

【药物组成】本品每片含主要成分碳酸钙0.75克（相当于钙300毫克），维生素D 0.6毫克。

【性状】本品为橙色咀嚼片。

【作用类别】本品为维生素与矿物质类非处方药药品。

【适应证】用于妊娠、哺乳期妇女、更年期妇女、老年人等的钙补充剂，也用于防治骨质疏松。

【用法与用量】成人一次2片，一日1～2次；儿童一次1片，一日1～2次，咀嚼后咽下。

【注意事项】

（1）心肾功能不全患者慎用。

（2）尿钙或血钙浓度过高者禁用。

（3）洋地黄化的病人禁用。

（4）当药品性状发生改变时禁止服用。

（5）儿童必须在成人监护下使用。

（6）请将此药品放在儿童不能接触的地方。

【药物相互作用】如正在服用其他药品，使用本品前请咨询医师或药师。

【不良反应】

（1）嗳气、便秘。

（2）过量服用可发生高钙血症，奶—碱综合征，表现为高血钙、碱中毒及肾功能不全。

【贮藏条件】密闭保存。

7. 维生素D使用中的常见误区

误区

补钙时合用维生素 D 更有益

据新华社报道美国权威医学杂志最近发表论文指出，老年妇女服用钙片和维生素D预防骨折效果有限，而且可能提高肾结石风险。

美国《新英格兰医学杂志》最近发表论文《补充钙加维生素D与骨折危险》指出，常服钙片和维生素D的60岁以上妇女，就预防全身各类骨折来说，没有统计上的差异，而且会产生明显的副作用——肾结石。这一观点与长期以来的医学和营养学观点有着很大差异，引起各界广泛关注。

临床证明，服用钙片能够有效提高人体骨密度，预防骨折。世界卫生组织也认为，钙作为基本辅助药物，可以预防骨质疏松。我国城乡居民每天的钙摄入量仅为中国营养协会推荐量的一半，还是需要补钙的。

维生素D可以促进肠道钙的吸收，这也是人们通常在补钙时合用维生素D的原因。但是，中国药理学会原理事长王振纲教授却认为，人们在补钙的同时不宜合用维生素D。

8. 维生素D的注意事项

人们在患有一些疾病的同时往往会同时服用维生素来提高机体抗病能力，但是，你可知道，一些药物是不能与维生素D同时服用的，如：

(1) 含镁的制酸药与维生素D同用，特别是慢性肾衰的病人，可引起高镁血症。

(2) 巴比妥、苯巴比妥，抗惊厥药、扑米酮等可降低维生素D效应。

(3) 降钙素与维生素D同用可抵消前者对高钙血症的疗效。

(4) 维生素D与噻嗪类利尿药合用，在甲状旁腺功能减退时，可致高血钙。

(5) 泼尼松、新霉素、考来烯胺能减少维生素D的吸收。考来烯胺、考来替泊、矿物油、硫糖铝等，均能减少小肠对维生素D的吸收。

(6) 洋地黄与本药合用时应谨慎，因维生素D易引起高钙血症，容易诱发洋地黄中毒和心律失常。

(7) 本品与大量的含磷药物合用时，可诱发高磷血症。

9. 维生素D新发现——呼吸器官的保护神

人体内维生素D对呼吸器官有保护作用，有助于呼吸顺畅，这或许是吸烟者、哮喘病患者和其他呼吸道疾病患者的福音。

体内维生素D水平高的人群肺功能要强于维生素D水平低的人群。研究人员表示，尽管维生素D与呼吸器官健康有关，但两者之间的准确联系目前尚不清楚。

强化饮料等食品、鲑鱼和鲭鱼等脂肪丰富的鱼类以及饮食补品均含有维生素D。所以研究人员说：“虽然肺功能与维生素D之间的联系已相当明确，但通过补品或饮食摄入提高维生素D水平是否会真正改善慢性呼吸道疾病患者的肺功能目前尚不清楚。”

这项研究还发现维生素D在男性中间水平普遍较高，随着年龄增长或体重增加，维生素D水平会下降。

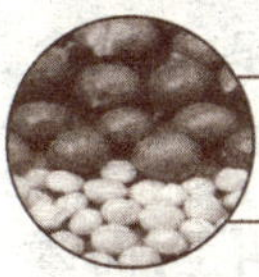

（五）养生抗衰——维生素E

1. 维生素E的基本知识

维生素E，又称抗不育维生素。是一类由生育酚组成的脂溶性维生素。天然存在的有8种。一般所指的为α-生育酚。1938年卡勒等人已将α-生育酚人工合成。在自然界，维生素E广泛分布于动植物油脂、蛋黄、牛奶、水果、莴苣叶等食品中，在麦胚油、玉米油、花生油、棉籽油中含量更丰富。维生素E为淡黄色无臭无味的油状物，不溶于水，溶于油脂；耐热、耐酸并耐碱，极易被氧化，可作抗氧化剂。动物体内不能合成维生素E，所需的维生素E都从食物中取得。维生素E的作用机制目前尚不十分清楚，但与性功能关系密切。如维生素E缺乏时，雌性鼠易流产，雄性鼠出现睾丸萎缩、精子活动能力减退，但在人类尚未发现有因缺乏维生素E而致不育的实例。

维生素E主要用于防治不育症和习惯性流产。维生素E作为一种抗衰老药物，对延缓衰老有一定作用。作为一种抗氧化剂，在浓缩鱼肝油中略加维生素E，可保护鱼肝油中的维生素A不被氧化破坏，以延长维生素A的贮存期。

2. 维生素E的作用

（1）生物抗氧化作用，通过中和过氧化反应链形成的游离基和阻止自由基的生成使氧化链中断，从而防止细胞膜中脂质的过氧化和由此而引起的一系列损害。

（2）γ-生育酚也能通过影响膜磷脂的结构而影响生物膜的形成。

（3）促进十八碳二烯酸转变成二十碳四烯酸并进而合成前列腺素。

（4）维生素E和硒缺乏可降低机体的免疫力和对疾病的抵抗力。

（5）维生素在生物氧化还原系统中是细胞色素还原酶的辅助因子。

（6）参与细胞DNA合成的调节。

（7）可以降低镉、汞、砷、银等重金属和有毒元素的毒性。

（8）通过使含硒的氧化型谷胱甘肽过氧化物酶变成还原型的谷胱甘肽过氧化物酶以及减少其他过氧化物的生成而节约硒，减轻因缺硒而带来的影响。

（9）维生素E也涉及磷酸化反应、维生素C和泛酸的合成以及含硫氨基酸和维生素B_{12}的代谢等。

3. 维生素E与老年人健康的关系

（1）高脂血症老年人慎用维生素E

高脂血症患者血清中的维生素A、维生素E含量呈明显增高状态。

人体生理学研究表明，血清中维生素水平过低或过高对人体健康都是有害的。一般认为，体内缺乏维生素并不可怕，只要改善饮食或补充维生素类药物，即可使体内缺乏维生素的问题得到纠正，而体内维生素含量过高却是比较难对付的医疗难题。

近年来，老年病患者大多服用维生素药物，许多心血管病患者都服用维生素C和维生素E。实际上，多数老年病患者无需补充维生素E，高脂血症患者更不需要补充维生素E。老年病医生观察到，血脂较高的老年人如果额外补充维生素E，不但没有任何降血脂作用，还会出现胸闷、憋气、腹泻、血栓性静脉炎、乳腺增生等副作用，老年男性患者每天补充0.1克维生素E，就可能因乳腺增生而呈现乳房女性化。对高脂血症老年人来说，还是不补充维生素E为好。

（2）维生素E的保健作用

1）预防心脑血管疾病：维生素E可降低血浆胆固醇水平、抑制平滑肌细胞增殖、抑制血小板粘连和聚集、减少白三烯的合成、强化前列腺环素的释放等，这些作用的整体效果是预防动脉粥样硬化，包括冠状动脉硬化和脑动脉硬化等。

2）抗肿瘤：维生素E的抗肿瘤作用与其抗氧化性、调节免疫、诱导细胞凋亡等有关。

3）防治糖尿病及其并发症：大剂量维生素E虽然没有降糖作用，但是可以降低脂质过氧化、清除自由基、纠正脂代谢紊乱、改善血小板与内皮功能等，从而起到防治糖尿病慢性并发症的作用。

4）延缓老年痴呆症和中枢神经系统功能失调。

5）延缓衰老。

6）美化皮肤。

专家们倾向认为维生素E的毒性非常低，成年人可耐受的最高剂量为每天800毫克（或单位）。也就是说，成年人只要每天服用的维生素E不超过800毫克（相当于每天8丸），就不用担心会有副作用，尽可放心服用；但如果长期服用超过每天800毫克的维生素E，就有一定的风险，包括增加脑出血的危险等。

4. 维生素E与妇女健康的关系

（1）超量补维生素E易生死胎

缺乏维生素E可能会导致流产、早产、子痫前症或生出低体重婴儿。因此，有许多孕妇大量服用维生素E补充剂。

研究人员发现，大剂量服用维生素E补充剂将导致生出低体重婴儿，并增加新生儿患其他并发症的风险。

研究表明，母体只需要维持正常的维生素E水平，就可以给胎儿足够的支持，生出一个健康的宝宝。

（2）维生素E有助于治疗痛经

女性痛经发作，与一种类似激素的物质——前列腺素的高水平有关，而维生素E可参与阻断前列腺素的形成。虽然，维生素E对治疗痛经确有一定效果。不过，尚不能取代对治疗痛经已有明确疗效的局部热疗法、口服避孕药法及其他方法。

5. 维生素E与消化性溃疡

维生素E是一种良好的天然

脂溶性维生素，在体内可保护易被氧化的物质，减少过氧化脂质的生成。新近有研究表明，溃疡病患者胃黏膜抵抗力差与脂肪过氧化作用紊乱有关。维生素E可起调节脂肪氧化、清除氧化自由基的作用，而保护细胞不受氧化剂的损害。同时，大量的维生素E又可促进毛细血管和小血管增生，并改善周围血液循环，增加组织中氧的供应，从而给溃疡面愈合创造良好的营养条件。此外，尚可抑制幽门螺杆菌的生长，使溃疡病愈合后的复发率降低。

据称，维生素E对用H_2受体拮抗剂无效的病人仍有良好的疗效。可见维生素E是一种价格低廉、副作用小、疗效可靠、复发率低的溃疡病治疗药物。在维生素E治疗初期，适当加用解痉止痛剂，可以更快地缓解溃疡病的疼痛症状。

6. 富含维生素E的食物可以降低肺癌发病率

据报道：坚果和粗粮一类富含维生素E的食物可使吸烟者的肺癌的发病率降低大约20%。在历时8年的研究中，调查了2.9万名芬兰男性，其中包括1144名肺癌患者。研究人员持续测量调查人员血液里的维生素E的含量，并考察测量结果同健康状况的关系。他们发现，血液里维生素E最高的人得肺癌的比率下降，吸烟时间最短而维生素E含量高的人预防效果最佳。他们最后得出结论：血液里维生素E的活跃形式高含量时，肺癌发病率就会降低百分之19% ~ 23%。维生素E防癌的效果对于60岁以下烟龄不到40年，且吸烟不多的男性效果尤为显著。

7. 维生素E对眼睛有什么作用

维生素E具有抗氧化作用，可抑制晶状体内的过氧化脂反应，使末梢血管扩张，改善血液循环，对增强肌肉代谢作用和生殖功能有良好的影响。能促进病变组织的恢复。

对治疗某些眼病有一定辅助作用，如用于各种白内障、糖尿病视网膜病变、各种脉络膜视网膜病变、视网膜色素变性、黄斑变性、视神经萎缩、眼肌麻痹、恶性眼球突出、晶状体后纤维增生、角膜变性、角膜炎等。

植物油中维生素E的含量较丰富，维生素E在高温下容易受损，芝麻、核桃等以及它们的制品是摄取维生素E的最好食品。

8. 维生素E的常见剂型及用法用量

【制剂】胶丸剂：每粒5毫克；10毫升。

注射液：每支5毫克(1毫升)；50毫克(1毫升)。

【用法用量】

(1) 治疗溶血性贫血、新生儿硬肿症：口服1次5毫克，每日3次；肌内注射1次5毫克，每日1次。但硬肿症小儿往往局部吸收不良。

(2) 治疗早产、人工喂养儿维生素E缺乏症：每日需补充维生素E 15～25毫克；出生体重低于1500克的早产儿，每日应增加到25～50毫克。

(3) 治疗胆道梗阻、胰腺囊性纤维性变或慢性脂肪吸收不良引起的维生素E缺乏症。每日需补充维生素E 50～100毫克。

(4) 预防治疗：维生素E的每日需要量国内尚无规定。由于和脂肪酸结合的维生素E抗氧化作用减少，饮食中不饱和脂肪酸摄取较多时，其需要量应相应增加。一般主张小儿在每消耗418kJ(100kcal)热量补充0.3毫克的基础上，按摄入1克亚油酸需另外增加0.7毫克计算(一般动物性脂肪含亚油酸10%，植物性脂肪含亚油酸30%～20%)。

9. 维生素E使用中的常见误区

误区一

维生素E是安全的保健品，可以和其他药物配合使用

维生素E具有延缓衰老、提高免疫力的作用，许多白领将维生素E当成营养品长期服用。但是您可知道，维生素E不应长期大剂量服用，如有特殊需要，最好一日量不超过200毫克，特别是维生素E与下列五种药物同时使用时。

(1)维生素E与阿司匹林都能降低血液黏稠度，所以当维生素E与阿司匹林同时服用时，应根据具体情况调整用量。

(2)维生素E对维生素K有拮抗作用，并且能够抑制血小板的凝聚，降低血液凝固性。因此，在做外科手术之前或是在服用抗凝血药物时，不要与维生素E同时服用。

(3)维生素E可增强洋地黄的

强心作用，使用此类药物时要慎用维生素E，以免发生洋地黄中毒。

（4）影响脂肪吸收的药物如新霉素，会影响人体对维生素E的吸收，两者同时服用可能会降低药物的作用。

（5）维生素E与雌激素合用，可以诱发血栓性静脉炎。

误区二 维生素E具有保护心脏的作用

补充维生素E不仅不能保证你远离心脏病，反而可能误导人们认为他们不需要服用那些已经证明对心脏有益的药物或不注重选择一种更加健康的生活方式。

那些补充维生素E的人并不能保护他们不患上心血管病。食物中的维生素E是一种所谓的抗氧化剂，被认为能够预防胆固醇堵塞动脉血管。但是通过研究发现，服用维生素E片并达不到同样的效果。有些人由于平时补充维生素E片，所以忽视了养成更加健康的习惯。他们也还可能因此不再服用那些已经证明对心脏病有帮助的药物。

误区三 维生素E能返老还童

一般人对维生素E总有许许多多的期待，希望它能延迟老化、防止癌症，并希望它能返老还童，有些人还认为它能促进人体的循环。然而，事实上是否如此呢？

从维生素E的结构来看，它是一种抗氧化剂，可以保护身体细胞膜的完整，不会受到自然界中的氧化因素所破坏，就此点来看，似乎对防止老化或防止癌症有帮助。

然而真正缺乏维生素E的人非常少，维生素E属于脂溶性维生素，需要有胆盐和脂肪存在的条件下，才能被人体吸收。一般说来，烹调过程也会影响维生素E的量，冷冻后再炒的食物，其含量减少，碾成粉状的谷类，其维生素E的含量只有原来的20%。

膳食中维生素E供给量，一般建议每日为400国际单位，但是最近几年有关维生素的使用，建议高剂量使用的情形愈来愈普遍，因此才出现了1000国际单位的用量。

维生素E缺乏的情况是极为罕

见的。如果真的缺乏了，在人体中可以引起轻度贫血、红细胞溶解、神经反射异常等临床现象。相反，由于近几年对维生素E功效的宣传，诸如防治动脉硬化、高血压、肝功能障碍、肌肉松弛、性功能衰退、毛发脱落等，使维生素E滥用多用的现象不断发生。维生素E，在脂溶性维生素中，算是较无毒性作用的，但过多服用，对心脏病病人不利，可以导致血压升高、胆固醇增多，使心血管病人的病情加重。而正常人过多服用，可以造成男性的雄性激素减少，女性则会出现经血不调等症状。因此，不可轻信维生素E能返老还童的神化。

10. 服用维生素E的注意事项

（1）不良反应：长期（半年以上）大剂量应用，部分病例可有恶心、疲劳、头痛、眩晕、视力模糊，偶见凝血酶原时间延长、低血糖、血栓性静脉炎。个别病人出现皮肤皲裂、唇炎、口角炎、胃肠功能紊乱、肌无力，停药后上述反应可逐渐消失。

（2）大剂量摄入可致维生素K依赖因子缺乏、出血及其他中毒表现。

（3）维生素E与其他药物的相互作用：①大量氢氧化铝可使小肠上段的胆酸沉淀，降低脂溶性维生素E的吸收。②避免本品与香豆素及其衍生物合用，以防止低凝血酶原血症发生。③考来烯胺和考来替泊、矿物油及硫糖铝等药物可干扰本品的吸收。④缺铁性贫血补铁时对维生素E的需要量增加。⑤本品可促进维生素A的吸收，肝内维生素A的储存和利用增加，并降低维生素A中毒的发生；但超量时可减少维生素A的体内储存。

11. 维生素E的新发现

（1）治腿肚抽筋：研究表明，中老年人肌营养不良，会导致肌纤维兴奋增高，引起腿肚抽筋。补充维生素E可改善肌营养不良，使肌纤维兴奋趋于正常，有腿肚抽筋中老年人在补钙同时加服维生素E，每次100毫克，每日三次，即可消除该症状。

（2）除口疮：取维生素E数片，研成粉末，涂敷于溃疡面上，每日4次，3～4天即可愈合，然后每晚睡前服1～2片，持续1个月，以防复发。

（3）治痔疮：由于维生素E可以改善末梢血液循环，对痔疮有较好的疗效。每次口服维生素E 100毫克，每日3次。

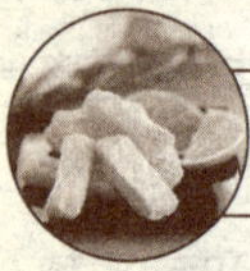

（六）止血功臣——维生素K

1. 维生素K的基本知识

维生素K又称凝血维生素。一种由萘醌类化合物组成的能促进血液凝固的脂溶性维生素。广泛存在于绿色植物如苜蓿、菠菜中，猪肝、蛋黄中也富含维生素K。维生素K在植物体内对光合作用有一定功能；是动物体内生成凝血酶原的必需因素，因而能促进血液凝固。人类每天的维生素K最低需要量尚无公认的规定。动物缺乏维生素K，血凝时间延长，可引起创伤流血不止。成人一般不易缺乏维生素K，因为自然界绿色植物中含量丰富，而且人的肠道中的某些细菌可以合成维生素K，供给宿主。有时新生儿或胆管阻塞病人会因维生素K的缺乏而凝血时间延长。故维生素K制剂在临床上可用于止血。

维生素K分为两大类，一类是脂溶性维生素，即从绿色植物中提取的维生素K_1和肠道细菌（如大肠杆菌）合成的维生素K_2。另一类是水溶性的维生素，由人工合成即维生素K_3和维生素K_4。最重要的是维生素K_1和维生素K_2。脂溶性维生素K吸收需要胆汁协助，水溶性维生素K吸收不需要胆汁。

2. 维生素K在人体中的作用

维生素K在人体内的主要生理功能是具有凝血作用，参与将无活性的凝血酶原变为具有生物活性的凝血酶原。还有三种血浆凝血蛋白因子Ⅶ、Ⅸ和Ⅹ的合成也依赖于维生素K的存在。此外，维生素K还可能参与调节哺乳类动物的生物电传导和影响核糖体所吸收的特异mRNA的合成等。

3. 维生素K缺乏能导致机体哪些不适

人类很少发生维生素K缺乏，

因为它广泛存在于动植物中，肠道微生物还可以合成部分维生素K为机体利用。

胎儿从母体处获得维生素K的量很少。新生儿的肠道在出生时是无菌的，在出生后3～4天内正常菌系未获发展，故血浆中凝血酶原水平低，要数星期后才达到一定水平。这两种情况导致初生儿的维生素K储存量低。如新生儿血浆凝血酶原的水平不足成人的10%，就易发生出血性疾病。

成人缺乏维生素K主要有以下原因：

（1）摄入含维生素K的食物过少，同时又服用抗生素者。

（2）限制进食或用完全胃肠外营养，同时服用抗生素。

（3）胆道梗阻病人，因缺少胆盐，存在脂质吸收障碍，对维生素K吸收不利。

（4）常服用抗凝剂（如香豆素、丙酮苄羟香豆素）者。

4. 维生素K为什么有维生素K_1、维生素K_2、维生素K_3和维生素K_4，有何区别

维生素K有天然和人工合成的两个来源，维生素K_1、维生素K_2来源于天然的，维生素K_1来源于植物性食物和动物性食物；维生素K_2来源于细菌产物，如人体肠道寄生菌的合成产物。维生素K_3和维生素K_4都是根据天然维生素K的化学结构用人工方法合成的药物。因此，它们的来源是不同的，且作用特点也有区别，主要是：

（1）维生素K_1、维生素K_3和维生素K_4都有止血的作用，但维生素K_1的作用较维生素K_3和维生素K_4强，维生素K_3和维生素K_4的作用弱，作用时间也短。

（2）维生素K_1用于注射，维生素K_4用于口服。因维生素K_1在肠道里必须有胆汁或胆盐的协助才能被吸收入血，因此口服维生素K_1必须与胆盐同时服用，维生素K_3、维生素K_4则不需要胆汁或胆盐的协助就可吸收。维生素K_3也用于注射。

（3）维生素K_1的不良反应较少，仅在静脉注射时出现面红、出汗、胸闷等。故常用于肌内注射。人工合成的维生素K_3、维生素K_4的不良反应较多，口服后可有恶心、呕吐，大剂量时可引起蛋白尿。

5. 出血为什么要用维生素K

维生素K是肝脏合成凝血酶原以及凝血因子Ⅱ、Ⅶ、Ⅸ、Ⅹ的必需因子，肝脏产生的凝血因子的分子中，含有较多的谷氨酸残基，在维生素K的作用下，经γ-羧化成为γ-羧化谷氨酸才能与钙离子结合，在凝血过程中发挥作用。维生素K缺乏可引起以上凝血因子合成障碍，血液凝固异常迟缓，引起出血倾向，这时给予维生素K可促使肝脏合成凝血酶原等凝血因子，达到止血的目的。

6. 防骨质疏松维生素K不可少

近年研究发现，防治骨质疏松不仅需要钙、需要维生素D，而且还需要维生素K。

维生素K对血液的凝固作用是肯定的，因维生素K不足导致出血性疾病需应用维生素K治疗也毫无疑问。但近年来研究发现，维生素K的作用不仅仅与凝血有关，它还是一种多功能维生素，特别是对钙的代谢起着举足轻重的作用。

维生素K_2促进钙代谢，对防治骨质疏松的作用是肯定的。研究确认，维生素K可作用于成骨细胞，促进骨组织钙化，同时还能抑制破骨细胞引起骨吸收，从而增加骨密度，不仅可防，还可治骨质疏松。因此，一些国家已批准将维生素K作为治疗骨质疏松药物正式在临床使用。

人对维生素K的正常需要量一般每公斤体重约1微克，上限成年人不得超过30000微克。由于维生素K是脂溶性的，可以在体内蓄积，过量摄入，有可能引起维生素K过剩症，出现呼吸困难、胸闷、皮肤水疱，甚至出现溶血性贫血等不良反应。严重骨质疏松治疗剂量较高，因此用药时要在医生指导与密切观察下进行。

7. 维生素K可以改善偏头痛症状

维生素K是机体必需的营养素之一，也是临床用于止血的药物之一。此外，它还可以对抗血管平滑肌痉挛，对抗组胺、肾上腺素及乙酰胆碱引起的血管舒缩功能紊乱，从而使得偏头痛症状改善，有效控制其发作。在普通剂量口服时，维生素K不良反应极少，适用于各种类型偏头痛的预防，其预防价值明显优于其他治疗偏头痛的药物。

用法：控制偏头痛发作，初期

给予维生素K_4 8毫克，每日3次口服。病情重者，初期给予维生素K_3 8毫克，每日2次口服；病情改善后用维生素K_3 4毫克，每日3次口服。预防偏头痛发作，一般于偏头痛发作得以控制后，再继续给予维生素K_3 4毫克，每日3次口服，维持3个月以上，以预防复发。

8. 母乳与维生素K缺乏有什么关系

母乳喂养是婴儿最好的喂养方式，但美中不足的是母乳中维生素K的含量较少，每100毫升奶仅含15纳克，为同量牛奶中含量的1/4（牛奶含K为60纳克）。另外，母乳喂养的小儿肠道内细菌合成维生素K的含量少，母乳中可能还含有维生素K活性抑制因子。所以如果单纯母乳喂养而不及时添加富含维生素K的食物，小儿就容易发生维生素K缺乏症。此外，婴儿又因某种感染需长期应用抗生素或磺胺类药时，这类药物可以抑制肠道正常菌群合成维生素K，亦可发生维生素K缺乏症。

维生素K缺乏症多见于3个月以内的纯母乳喂养儿。主要表现为广泛的出血。轻者仅表现为皮肤及鼻出血或少量胃肠道出血。严重的可表现为颅内出血，小儿表现为哭叫、烦躁不安、抽搐或神志不清。

维生素K缺乏症所引起的出血可以通过输新鲜血或注射维生素K来治疗止血。

要记住，对于纯母乳喂养的婴儿，尤其是经常腹泻或较长时间应用抗生素或磺胺类药物时，应该每月给予注射维生素K_1 1毫克进行预防。

绿色蔬菜内含有多量维生素K，菠菜、白菜、海带及栗子中都含维生素K。肝脏、蛋黄、黄豆、米糠也含有较多量的维生素。

9. 维生素K的常见剂型及用法用量

维生素K族常见剂型比较如表6所示。

表6 维生素K族常见剂型比较

分类	药名	规格
维生素K_1	维生素K_1注射液	1毫升：2毫克 1毫升：10毫克
维生素K_3	维生素K_3片	2毫克
	维生素K_3注射液	1毫升：2毫克

续表

分类	药名	规格
维生素K_3	维生素K_3注射液	1毫升：4毫克
维生素K_4	维生素K_4片	2毫克；4毫克
	维生素K_4注射液	1毫升：5毫克 1毫升：10毫克

【用法用量】

（1）维生素K_1

1）低凝血酶原血症：肌内或深部皮下注射，每次2.5～10毫克，每日1～2次，24小时内总量不超过40毫克。

2）预防新生儿出血：可于分娩前12～24小时给母亲肌注或缓慢静注2～5毫克，也可在新生儿出生后肌内或皮下注射0.5～1毫克，6小时后可重复。

本品用于重症患者静注时，给药速度每分钟不应超过1毫克。

（2）维生素K_3

1）治疗维生素K缺乏所致的出血：肌内注射或口服，每次2～4毫克，每日1次。

2）治疗胆绞痛：每次4～8毫克，每日1次，肌内注射。

（3）维生素K_4：口服：每次2～4毫克，每日3次。

10. 服用维生素K的注意事项

（1）维生素K_1

1）静脉注射速度过快可出现面部潮红、出汗、胸闷、血压下降、心动过速等症状，故滴注时速度不宜过快，每分钟不超过1毫克。肌内注射可引起局部红肿和疼痛。新生儿应用本品后可能出现高胆红素血症、黄疸和溶血性贫血。

2）对肝素引起的出血倾向无效，且外伤出血不必使用本品。

3）如肝功能损伤时，使用本品疗效不明显，且盲目加量会加重肝损伤。

4）当维生素K依赖因子缺乏而发生严重出血时，须先输注新鲜血液、血浆或凝血酶原复合物。

5）应避免冻结，如有油滴析出或分层则不宜使用，但可在避光条件下加热至70～80℃，振摇使其自然冷却，如澄明度正常则仍可继续使用。

6）不能与苯妥英钠、维生素C、维生素B_{12}及右旋糖酐混合使用，因为会发生混浊或沉淀。

7）口服抗凝剂（如双香豆素类）会拮抗本品作用。水杨酸类、磺胺类、奎宁、奎尼丁等也可影响维生素K的效应。

（2）维生素K_3

1）可致恶心、呕吐等胃肠道反应。还可致肝损害，肝功能不良者不宜使用，可改为维生素K_1。

2）新生儿、早产儿及红细胞内6-磷酸脱氢酶缺乏的人群，用量较大可引起溶血性贫血、高胆红素血症及核黄疸，故应慎用，宜用维生素K_1或减少用量。

3）肝硬化或晚期肝病患者出血，使用本品无效。

4）应避光、干燥、低温处保存。

（3）维生素K_4：注意事项同维生素K_1。

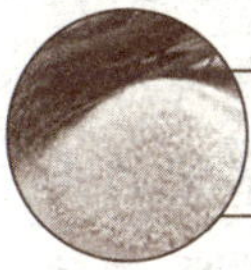

（七）失眠克星——谷维素

1. 谷维素的基本知识

谷维素是从米糠油中提取的一种维生素类药物，谷维素有调节间脑功能，改善自主神经功能失调、内分泌平衡失调、精神神经失调等作用。主要用于妇女更年期综合征、经前期紧张症、脑震荡后遗症、血管性头痛、植物性神经功能失调及神经官能症等。

2. 谷维素在人体中的作用

谷维素一般用于神经功能失调、妇女更年期综合征、血管性头痛等疾病。近年来临床实践中又总结出多种新用途：

（1）消化性溃疡。

（2）慢性胃炎。

（3）肠道易激综合征。

（4）胃下垂。

（5）菌痢。

（6）高脂血症。

（7）小儿异食癖。

（8）心律失常。

3. 谷维素真能改善睡眠吗

谷维素主要改善自主神经功能失调，改善内分泌平衡障碍及精神神经失调，因此对神经衰弱症患者具有一定的调节作用；同时能稳定情绪、减轻焦虑及紧张状态，并改善睡眠；还常用于经前期综合征、更年期综合征的辅助治疗。至于眩晕，有两种最常见的情况：一是椎基底血管供血不足；二是梅尼埃病。这两种情况，谷维素作为一种调节神经紊乱的药物，只能辅助治疗，不能成为首选药物。头痛，临床上最常见的原因是神经衰弱，但必须在排除各种器质性疾病后，方能诊断。这类患者在头痛缓解期可选用谷维素治疗，可以起到稳定情绪、改善睡眠的作用。

同样道理，谷维素对血管性头痛基本上是无效的。坐骨神经痛、肋间神经痛等神经痛也较为常见，前者多由椎间盘突出损伤神经引起，后者主要是由邻近器官和组织发生病变引起，因此，神经痛患者一定要先明确诊断，进行病因治疗，谷维素只能作为辅助治疗。随着生活习惯的改变，很多35岁、40岁的人就有高血脂、动脉硬化，出现血管性眩晕、头痛等。国外通常采用软化血管、副作用小的调节血脂的药物，如卵磷脂。谷维素对血管性病痛没有防治作用。

安眠药使用的“是”与“非”

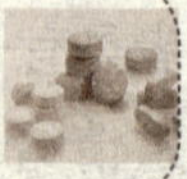

对安眠药的使用，目前存在两种极端的态度：一是滥用，长期依靠安眠药睡眠；二是怕用，即使很严重的失眠，也不敢吃一片安眠药。其实失眠是一个常见症状，几乎90%以上的正常人都曾有过失眠的体验，一般短暂性或临时性失眠不一定需要看病、吃药。长达2～3周以上的持续性失眠才需要看病、吃药。据统计，这类失眠大多数伴有神经精神科疾患，其中最常见的是焦虑症和抑郁症，因此安眠药往往要同抗焦虑药和抗抑郁药一起使用，切忌自行其是，以免耽误疾病的诊断。

事实上所有安眠药都有副作用，特别是长期使用，会使机体产生耐药性（所需药物的剂量越来越大），即通常所说的药物成瘾，因此不得盲目使用安眠药；但是短期服用适当的安眠药物，可以缓解严重失眠的困扰，有利于恢复正常睡眠。至于如何选择适当的安眠药、何时停服、停药后可能出现的反应和对策等，是需要医生指导的。

不同类型的失眠症，选用药物的品种也不同。对入睡困难的失眠病人，要用超短效类药物，这类药物半衰期短，只有0.5～3小时，服用后可使病人很快入睡，且第二天起床没有酒醉感，如司可巴比妥、氯硝西泮、三唑仑（酣乐欣、海乐神）、唑吡坦（思诺思，乐坦）、咪达唑仑等；对维持睡眠困难，噩梦频频的失眠病人，可选用短效或中效类药物，这类药物半衰期稍长，为6～8小时，可加深慢波睡眠并缩短其时间，如艾司唑仑、唑吡酮（忆梦返）、劳拉西泮（罗拉）等；对早晨早醒的失眠病人，应采用中效或长效类药物，这类药物半衰期长，为12～15小时，可延长总的睡眠时间，如硝西泮等；有人认为地西泮（安定）作为催眠药不错，其实地西泮起效虽快，但半衰期太长，达20～90小时，患者往往第二天醒来昏昏沉沉，所以此药并不适用于催眠，相反用于白天抗焦虑效果比较理想。

应当指出，绝大多数安眠药物都有成瘾性，属于国家管制药品，必须凭医生处方限量使用。所以患者不得擅自购买使用。一般连续服用某种安眠药最好不超过4个月，如必须继续服用，应在医生指导下换成别的药物或另类药物。事实上，不少长期依靠服用安眠药入睡的人，与其说是治疗病症需要这类药物，还不如说是心理上的依赖。

4. 谷维素是一种美容素

在国外，对谷维素有“美容素”之称。据药理研究，谷维素具有降低毛细血管脆性，提高皮肤微血管循环功能作用，使皮肤温度增高，脸部和四肢表面的血流量增加，进而防止皮肤皲裂和改善皮肤色泽。它还可以治疗更年期皮肤病，如颜面落屑性湿疹、雀斑等。

谷维素还能促进生长发育，青少年服用后体重增长明显。有的国家把它作为儿童发育障碍治疗剂。它对自主神经功能失调及内分泌平衡障碍引起的病症，如周期性神经病也有治疗作用。

5. 谷维素的用法用量

（1）用于镇静助眠：一次10～20毫克，一日3次。

（2）心律失常：谷维素一次50毫克，口服，一日3次，显效后继续服用1周，然后减量维持。如果服用3～5天无效，可增加至80～150毫克，一日3次，最大剂量为一日500毫克。疗程一般为2～6周。

（3）消化性溃疡：谷维素一次50毫克，口服，一日3次，疗程8周。

（4）慢性胃炎：谷维素一次100毫克，一日3次，疗程3～4周。

（5）胃下垂：谷维素一日75毫克，用药3周后，临床疗效满意。

（6）肠道易激综合征

1）谷维素一次60毫克，一日3次，口服，疗程3个月。

2）谷维素一次60毫克，一日3次，口服；吲哚美辛（消炎痛）一次25毫克，一日3次，口服，10天为1个疗程，疗程间隔3～5天，以6个疗程为限。

（7）功能性消化不良：谷维素一次60毫克，一日3次，饭后服用，疗程为1～3个月。

（8）小儿异食癖：患儿服谷维素一次10毫克，一日3次，一般连服5～7天，对经驱虫、抗贫血等治疗无效者，可治愈。

（9）细菌性痢疾：谷维素一次100～200毫克，一日3次，连服3～4天。

6. 谷维素使用中的常见误区

误区

谷维素是一种维生素，可以长期服用

脱发可能与长时间服用谷维素有关。谷维素是以三萜（烯）醇为主体的阿魏酸酯混合物，有调节自主神经功能，减少内分泌平衡障碍，改善精神、神经失调的功效，临床主要用于周期性精神病、脑震荡后遗症、更年期综合证、月经前期紧张症等。由于神经性紧张、失眠等多与自主神经功能失调有关，医生通常会给这类病人施以谷维素治疗。

尽管谷维素毒副作用小，服用较安全，但不能随意服用。过量或长时间服用谷维素，有时会出现胃部不适、恶心、呕吐、口干、皮疹、皮痒、体重增加、油脂分泌过多、脱发等不良反应，所以，服用谷维素时不要擅自加大用量，连服时间不能超过七天。一旦出现不适的症状，最好停用。停用后，不良反应会逐渐消失，不会造成严重后果。

7. 服用谷维素的注意事项

（1）服用谷维素后，偶有胃部不适、恶心、呕吐、口干、皮疹、皮痒、乳房肿胀、油脂分泌过多、脱发、体重迅速增加等反应，但停药后均可消失。

（2）胃及十二指肠溃疡患者慎用。

（3）谷维素对上述九种病症的治疗作用，是指在相应病症的对症处理治疗基础之上，添加谷维素作为辅助治疗，而非单独性使用谷维素。如菌痢必须以补液及抗菌治疗为主，消化性溃疡必须以抗酸治疗为主等。

下篇

微量元素

一、人体所需的微量元素概述

1. 什么叫“微量”元素

人体是由几十种元素组成的，根据它们在人体中的含量和人体对它们的需要量，可分为常量元素和微量元素两大类。常量元素占人体重量的1/1000以上，每人每日需要量在100毫克以上；微量元素占人体重量的1/1000以下，每人每日需要量在100毫克以下。根据科学研究，到目前为止，已被确认与人体健康和生命有关的必需微量元素有16种，即铁、铜、锌、钴、锰、铬、硒、碘、镍、氟、钼、钒、锡、硅、锶、硼。

机体必需的微量元素具备以下几个条件：

(1)该元素在活体健康组织中存在。

(2)在各个动物中此种元素浓度是恒定的。

(3)在缺乏此元素时能防止或逆转某种紊乱。

(4)补给此种元素时能防止或逆转这种紊乱。

(5)缺少这种元素引起的紊乱常伴有相应的特殊的生理变化。

(6)用此种元素纠正紊乱后人体的生物化学变化也恢复正常。

2. 微量元素在人体中的主要生理功能

人体内的微量元素虽然含量很少，但对人体健康却起着重要的作用。它们作为酶、激素、维生素、核酸的成分，参与生命的代谢过程。从某种意义上说，微量元素比维生素对机体更需要。目前已发现的微量元素有20余种，已知铁、碘、铜、锰、锌、钴、铬、硒、氟、硅、锡、钒等微量元素与机体的生命活动关系密切。

(1)在酶系统中起特异的活化中心作用。

微量元素使酶蛋白的亚单位

保持在一起，或把酶作用的化学物质结合于酶的活性中心。铁、铜、锌、钴、锰、铝等，能和巯基、胺基、异吡唑基、氨基、羟基等配位基或分子基因相络合，形成络合物，存在于蛋白质的侧链上。

（2）在激素和维生素中起特异的生理作用

某些微量元素是激素或维生素的成分和重要的活性部分，如缺少这些微量元素，就不能合成相应的激素或维生素，机体的生理功能就必然会受到影响。如甲状腺激素中的碘和维生素B_{12}中的钴都是这类微量元素。

（3）输送元素的作用

某些微量元素在体内有输送普通元素的作用。如铁是血红蛋白中氧的携带者，没有铁就不能合成血红蛋白，氧就无法输送，组织细胞就不能进行新陈代谢，机体就不能生存。

（4）调节体液渗透压和酸碱平衡

微量元素在体液内，与钾、钠、钙、镁等离子协同，可起调节渗透压和体液酸碱度的作用，保持人体的生理功能正常进行。

（5）影响核酸代谢

核酸是遗传信息的携带者，核酸中含有相当多的铬、铁、锌、锰、铜、镍等微量元素，这些微量元素，可以影响核酸的代谢。因此，微量元素在遗传中起着重要的作用。

（6）防癌、抗癌作用

有些微量元素，有一定的防癌、抗癌作用。如铁、硒等对胃肠道癌有拮抗作用；镁对恶性淋巴病和慢性白血病有拮抗作用；锌对食管癌、肺癌有拮抗作用；碘对甲状腺癌和乳腺癌有拮抗作用。

3. 微量元素在人体的分布

（1）微量元素在人体中的主要蓄积部位

碘：近半数浓集在甲状腺内，其余分布于血浆、肌肉、肾上腺、皮肤、中枢神经系统、卵巢、胸腺处。

铁：在体内分布很广，几乎所有组织都含铁，以肝、脾含量为高，肺内也含铁。

锌：分布于人体各组织器官内，以视网膜、脉络膜、睫状体、前列腺等器官含锌较高，胰腺、肝、肾、肌肉等组织也含有较多的锌。

铜：主要分布于肝、血、脑中，

中枢神经系统、骨骼、肌肉、肾脏等组织也含有铜。

硒: 在肝、胰、肾、视网膜、虹膜、晶状体含硒最丰富。

铝: 广泛分布于组织中，仅有5%潴留，其中1%存在于肝脏，肾上腺有显著的蓄积，肝脏存留量较多。

锰: 分布于一切组织中，以骨骼、肝、脑、肾、胰、垂体含锰较多。

铬: 主要分布在肝、肾、肺、心、脑、脾等组织内，以脑的尾核含量最高。

钼: 主要分布在骨骼、肾和肝中，以肝脏含量最高。

氟: 在体内主要分布于骨骼，少量分布于软组织。

镍: 在人体中的分布较均匀，不在个别组织中积累，主要分布于肾、肺、脑、脊髓、软骨、结缔组织、皮肤等。

钒: 约90%贮存于脂肪组织中，其余少量分布于骨、肝、脾、胃等组织。

锶: 绝大部分分布在骨骼和牙齿内。

(2)各组织、器官中的微量元素种数：如表7所示。

表7 各组织、器官中的微量元素种数

组织	元素种数	组织	元素种数
血	69	心	49
血浆	72	肾	49
骨	48	肝	50
脑	48	肺	62
胃肠道	39	卵巢	46
头发	48	胰	41
肌肉	45	前列腺	37
指甲	42	脾	44
皮肤	45	睾丸	45
牙齿	68	子宫	32
尿	49		

(3)人体内微量元素含量最高的部位：如表8所示。

表8 人体内微量元素含量最高的部位（微克/克鲜重）

元素	最高（含量）部位	次高（含量）部位
钴	肝(1)	心(0.2)
铜	肝(7.4)	脑(5.1)
铬	肺(2.5)	肌肉(0.2)
氟	肾(2.3)	肌肉(1.9)
铁	血(450)	肺(174)
碘	甲状腺(270)	肺(0.2)
铝	肺(72)	脑(22)
砷	肺(0.2)	血(0.1)
镉	肾(22)	肝(3)
汞	肾(0.76)	肝(0.24)

(4)人体需要角度的微量元素的分类：如表9所示。

表9 人体需要角度的微量元素的分类

营养上必需的	具有生物活性但并非必需	惰性的
铁	钒	金
锌	钡	银
硒	砷	铝
锰	溴	锡
铜	锶	铋
碘	镉	镓
钼	镍	铅
钴	硼	锑
铬		锂
氟		汞
		铌
		铷
		硅
		钛

4. 各种微量元素在人体中的作用及与疾病的关系

锌：在机体内所需要的微量元素中是功能最多、副作用最少的一种微量元素。锌是抗衰老的重要微量元素，因为它能广泛地参与生命的生理生化过程。锌可以参加蛋白质合成代谢，还参加胰岛素合成而影响体内糖代谢；参与胸腺、甲状腺、肾上腺等内分泌系统代谢；参与视网膜组织细胞内视黄醇还原酶的组成。缺锌的症状主要表现为食欲减退，味觉、嗅觉异常；身体抗病能力降低；伤口或溃疡难以愈合；可引起或加剧某些疾病的发生或发展，从而使病理性衰老速度加快。补充锌，可以阻止细胞膜过氧化，达到稳定细胞膜使各种细胞不受损伤；促进机体免疫功能，提高抗病能力的目的。这些功能的正常实现，有利于发挥抗衰老的作用。

锰：是近几年来证明对抗衰老有着重要作用的微量元素。锰可以提高人体内性激素合成能力，使下丘脑、垂体等保持良好的生理功能，保证中枢神经系统处于良好状态；老年人缺锰会影响甲状腺素的合成和分泌，而甲状腺功能的减退又可加速衰老；锰与黏多糖的合成有关，缺锰可导致骨质疏松；锰还参与中枢神经激素的传递，老年人缺锰可使智力减退，变得呆滞；锰对血糖、血脂、血压都有影响，对心血管是有益的元素。锰缺乏主要表现为食欲不振，脂肪、蛋白质等代谢障碍；智力障碍，老年性痴呆；骨质疏松；心血管系统疾病等。老年人脂质代谢容易发生异常，并易患动脉粥样硬化症，而锰能改善患者脂类代谢。

硒: 能够保护各种生物膜不受损伤。通过增强体液免疫，刺激免疫球蛋白形成而提高机体的抗病能力。硒能通过保护机体生物膜，增强免疫系统功能，消除体内突变或恶变的细胞，起到防癌和抗癌的作用。缺硒后，脂质过氧化增强，可致心肌纤维坏死、心肌小动脉及毛细动脉损伤；硒具有修复损伤的作用，对冠心病、心绞痛患者补硒则病状可减缓；人眼视觉细胞含硒丰富，老年人缺硒可加重视力减退，而且可促进老年性白内障的发生；缺硒时，脂质过氧化反应增强，能引起心肌病变及癌症。

有害元素如镉、铅、铝等在体内积聚增多就会加速衰老过程。硒可以与这些元素结合成难以解离的化合物，从而消除它们的毒性。

铜: 是一种生命攸关的微量元素，与免疫、衰老有一定的关系。缺铜易发生血液凝固及血清胆固醇升高；能损害皮肤黏膜的防御屏障作用，皮肤变得薄而脆，甚至容易自行破裂。铜过多也有害，高血铜可增加体内自由基的水平，故可认为血铜高可以加速人类衰老过程。

铁: 是每个细胞的重要组成成分。适量的铁存在时，机体可发挥良好的免疫防御功能。缺铁则会引起核酸及蛋白质合成减少，久之则导致贫血、免疫机制受损、抵抗力减弱，易受感染，血小板增加，还可影响体内锌、钴及镁的代谢；缺铁时，机体很多代谢过程紊乱，可引起血管疾病、免疫功能下降等。老年人体内储铁过多可致胰腺纤维化及功能不良；铁过多还干扰体内铬的运输，胰腺因而缺铬，干扰胰岛素生物活性，故易引起糖尿病。

碘: 缺碘易引起智力低下、皮肤及毛发异常，甲状腺肿大（大脖子病）。

氟: 氟与人体骨骼形成和结构有关。老年人缺氟则能影响钙和磷的应用，可致骨质疏松，易发生骨折。

铬:（三价铬）铬与糖代谢、动脉粥样硬化有关。铬参与糖类、脂肪（特别是胆固醇）及氨基酸的合成代谢，协助胰岛素发挥作用。缺铬时，耐糖量降低，易引起糖尿病，胆固醇代谢明显降低，容易形成动脉硬化。补充铬元素，可以降低总胆固醇有助于延年益寿。

钼: 是硝酸盐还原酶的组成部分,对食管癌有一定的防治作用。

铷: 参与中枢神经系统结构和功能。人脑内铷含量随年龄增长而下降。衰老及大脑活动能力低下可能与铷含量有关。

锶: 对老年骨质疏松有保护作用。可以减缓心血管疾病的发展,降低死亡率。锶对老年人脑卒中的发生有抑制作用。

钴: 是维生素B_{12}结构的组成部分,是金属酶的激活剂。

镍: 在体内的必要作用是它与金属酶有关。它参与细胞膜的结构和代谢。参与核糖核酸、激素色素代谢。刺激造血功能,促进红细胞再生。它是胰岛素的辅酶成分,可增强胰岛素的降血糖活性。

5. 中国人较易缺乏的微量元素

我国营养与健康调查发现,中国人比较容易缺乏的微量元素是铁、锌、碘和硒。不过,不同的人缺乏情况不同,不能乱补。

(1)**铁:** 容易缺乏的人群——主要是妇女和儿童。

铁的主要用途是制造血红细胞和肌红蛋白细胞当中的“血红素”。儿童年龄幼小,生长发育很快,血液也在不断扩容,所以需要较多的铁;妇女每个月有一次月经,会损失几十毫升的血液,也需要额外补充一些铁元素。一定要记得,铁是唯一一种女性比男性需要量多的营养物质。

(2)**锌:** 容易缺乏的人群——主要是儿童和素食者。

如果没有锌,很多蛋白质和酶就会失去活性,人体中细胞分裂、组织修复这样的过程都不能正常进行。在这样的情况下,儿童无法正常生长发育,成人也不能从疾病和伤痛中迅速康复。

儿童年幼,生长发育的任务很重,所以细胞分裂也非常迅速,对锌的需要比较多。如果从小缺锌,可能发生味觉变异的现象,如食欲不振,甚至可能爱吃一些不是食品的东西,也就是所谓的“异食癖”。缺锌的孩子个子矮小,生长延缓,男孩子性发育推迟甚至出现性发育不良。成人缺锌的时候,受伤很难恢复,食欲不振,肌肤更新困难。

(3)**碘:** 容易缺乏的人群——主要是远离海洋的山区居民,特别是动物性食品不足的低收入者。

碘在身体中的作用比较单纯,

它是甲状腺素的成分，控制着人体的新陈代谢速度。如果碘不足，甲状腺素合成发生障碍，就会发生“甲状腺肿”，脖子变粗。如果妇女怀孕时缺碘，生出的宝宝就会是痴呆儿或者低智力的孩子。然而，多吃碘并不会让智力水平更高。

（4）硒：容易缺乏的人群——主要是某些缺硒地区的居民。

硒在身体中的作用主要是抗氧化，它在一种消灭人体内自由基的酶当中担当重要任务。缺乏它的时候可能导致心脏疾病（如克山病）和癌症高发，不过如果吃得过多也会导致毒性。现在有加硒的食盐出售，很多种食品中也含有硒，所以，人们要想保证自己不缺乏并不困难。

6. 如何从食物中获得微量元素

（1）肉类：是铁和锌最好的来源，铜、锰、硒等微量元素也比较丰富。最重要的是，肉类当中含有血红素铁，这可是最容易吸收的铁，可以直接用来合成人体的血红蛋白。

肉的颜色越红，所含血红素越多，肝脏、心脏、肾脏、红色瘦肉都是补血的好东西。其实肉类并不一定脂肪很高，比如说，酱牛肉的脂肪含量就很低，含铁却很多；猪肉中里脊肉的脂肪也很少；乌骨鸡更是微量元素丰富而脂肪特低的食品。

★ 特别提示 ★

不吃肉的人一定要非常小心贫血问题！特别是那些因为减肥不碰肉类，同时饮食量也大幅度减少的人，贫血的危险指数就更高了。

（2）水产类：生命起源于海水当中，水产类是几乎所有微量元素的来源，海产当中的碘和硒特别丰富。在水产品当中，以贝类、软体动物类等的微量元素含量最高。每周吃一次海鱼或其他海鲜，是预防微量元素缺乏的一个好方法。

水产类不仅微量元素含量丰富，而且富含蛋白质，脂肪却很少，很适合控制体重的人群食用。

★ 特别提示 ★

需要注意的是，脾胃虚寒的人吃海鲜容易发生腹泻。对海鲜鱼虾过敏的人虽然无法享受某些水产品的好处，但可以通过吃肉类、豆类和粗粮加以弥补。

（3）坚果类：在植物性食品当

中，坚果类要算是微量元素的宝库了。无论是核桃、榛子还是芝麻、花生、瓜子，都富含锌、铁、锰、硒等多种元素，所以中医认为很多坚果具有滋补功能，即所谓"乌须发、润容颜"的好处，就与其中的微量元素有密切关系。

★ 特别提示 ★

坚果类的主要问题是它们富含脂肪，通常脂肪含量达到40%以上，所以多吃容易导致肥胖。据研究表明，每周只要吃50克坚果仁，就能获得它们带来的健康好处。所以，每天一小把坚果是最健康的。还要注意的是，坚果不新鲜之后便会促进衰老，所以一定要选择味道新鲜的坚果。容易上火的人群不要选择炒货，可以吃生坚果或煮熟的坚果。

（4）豆类：豆类当中的微量元素其实相当丰富，虽然比不上坚果，但比大米、白面要多得多。不吃肉的人一定要经常吃豆类，以便补充锌、铁、锰等矿物质。豆类热量比坚果低得多，可以和大米一起做成主食，也可以做成菜肴，每天吃一点不仅能补充蛋白质和B族维生素，还有提高饱腹感和减肥的作用呢，实在是好处多多。

★ 特别提示 ★

豆类的主要问题是其中的微量元素吸收率比较低，因为其中有比较多的"植酸"，会妨碍矿物质的吸收；其中的铁也不是"血红素铁"，利用率比较低。不过，只要经常食用，帮助预防微量元素缺乏还是没问题的。

（5）粗粮类：如果吃粗粮，微量元素含量就会几倍的增加。特别要推荐的是那些"有色"粮食，比如黑米、紫糯米、红香米、黑小米等，颜色越深，微量元素的含量越丰富。比如说，紫红色糯米就被称为"血糯"，有补血的功效，因为其中铁含量比一般大米高得多。

★ 特别提示 ★

粗粮类的主要问题是口感粗糙，吃起来似乎不那么舒服。不妨用高压锅或者沙锅煲成粥，每周吃三四次，不仅能增加营养，还能提供不少纤维，对肠胃健康和美容大有帮助。

（6）蔬菜类：蔬菜的水分太多，所以看起来微量元素含量比较低。其实，如果按照干重来计算，其中营养素是非常丰富的。它们不仅能提供大量的钾、镁等元素，也能提供部分铁、锌、锰、硒等元素。

★ 特别提示 ★

一般来说，蔬菜的颜色越深，微量元素含量越多。绿叶蔬菜当中的铁相当多，而且还有大量帮助铁吸收的维生素C，所以对于素食者预防贫血很有帮助；鲜豆类蔬菜和蘑菇类蔬菜含锌比较多。有些蔬菜特别喜欢积累硒，比如大蒜、蒜薹、韭菜等，就是硒的好来源。

7. 请不要过量补充微量元素

微量元素在食物中分布广泛，而且人体对其需要量又少，只要进食的膳食均衡，就可以满足机体的需要。一般情况下，一个健康的人没有必要从非膳食途径补充微量元素。

微量元素虽然是人体必需的，但并不是摄入越多越好，我们每日摄入的微量元素要适当。同时，要注意微量元素之间的平衡，如锌、铜比值不当，可使血清胆固醇浓度升高，促使动脉粥样硬化。因此，在人体不缺微量元素的情况下，而过量的补充微量元素，不仅无益反而有害健康。

（1）**铁**：我国缺铁性贫血发病率确实较高，尤其是儿童。因此，在一些食品中都加有强化铁。但是，殊不知铁过量的危害不亚于铁不足，铁摄入量过多，由于不能从尿中排出，即在肝脏、胰腺、淋巴结等处沉积，可导致肝硬化和糖尿病，另外如果体内铁质长期过多，就会有生癌的危险，因为食物中的铁被小肠上段吸收后，经生物化学反应，转化成转铁蛋白，转运到全身，以铁蛋白和含铁血黄素的形式储存在各脏器和组织中。在饱和的情况下，铁失去控制，变成自由基就有可能损伤细胞的核糖核酸(DNA)。过多的铁与各种有机分子结合，可抑制免疫细胞抵御癌细胞的能力。此外，病原体（细菌、真菌等）和癌细胞也需要铁，体内含铁量过高，就有足够的铁被病原体和癌细胞利用。总之，铁质补充过量将使生癌的危险性增大。

（2）**锌**：当孩子食欲不振，生长迟缓时，补充锌是理所当然的。其实锌补充多了也是不好的。锌多时会影响其他微量元素的吸收和利用，引起动脉粥样硬化、高血压、冠心病等。口服过量的锌，表现为腹痛、呕吐、腹泻、消化道出血、厌食、倦怠、昏睡等。

（3）**硒：**有机硒在预防治疗某些心脏病时有较好的疗效。但硒过量可引起中毒，出现脱发、指甲脆、疲劳、激动、胃肠功能紊乱、水肿、不育等。

（4）**铜：**铜摄入量过多可产生胃肠道黏膜刺激症状、恶心、呕吐、腹泻、溶血等。

（5）**钴：**钴摄入过量可引起红细胞过多症、胃肠功能紊乱、耳聋、甲状腺增生、碘吸收减少、心肌缺血、干扰铁的吸收等。

（6）**氟：**氟中毒可发生牙齿灰斑、变脆和氟骨病。

（7）**铬：**六价铬可引起中毒，出现口腔炎、牙龈炎等。

（8）**钼：**钼摄入过量引起的临床表现在各种动物都不同。如阻止鸡的生长，引起贫血；兔子脱毛、皮肤病；雄鼠不育；羊出现骨质病等，若在食物中补充铜能够遏止这些病情。人暴露于高钼环境中可以显示有不寻常的高血清尿酸量以及组织黄嘌呤氧化酶的活动。

（9）**锗：**有机锗可以调节人体免疫功能，促进心血管、神经系统与生殖功能，具有抗衰老、美容、抗癌等作用。过去一段时期人们认为锗是“安全无毒”的，但目前研究表明，长期大量服用锗制剂，可表现为贫血、肌无力、肌肉萎缩、肾功能障碍等症状。

由此可见，微量元素并非多多益善，因机体微量元素的生理浓度和中毒剂量很接近，在不知道是否缺乏某一微量元素的情况下，就跟着广告走，盲目服用某些药物、口服液、人工合成矿泉水，很容易造成摄入的微量元素过多，而在血液、细胞中积蓄下来，形成人体垃圾，造成对人体的极大危害。医学专家认为，如确诊缺少某一微量元素，应遵医嘱有针对性地补充，而盲目补充微量元素造成过量比不足对人体更为有害。其实人体对微量元素需要很少，只要不偏食，食物多样化，荤素搭配合适，一般通过膳食就可满足人体对微量元素的需要。

8. 怎样正确服用微量元素

过量盲目的服用微量元素对人体是有害的，那么究竟应该怎样科学的补充微量元素呢？下面我们介绍一下正确服用微量元素的方法：

铁：人体内总含量男性平均

3.8克，女性平均2.3克，铁的含量70%存在于血红蛋白中，30%存在于肝、脾和骨髓中。膳食每日摄取量15～18毫克。

锌：人体内锌含量1.5～2.5克，其中65%分布在肌肉，20%在皮肤。膳食每日摄取量8～15毫克，膳食中最好的来源是肉类、海产品和家禽。

铜：人体含铜量很少，总量仅为80毫克左右，34%分布在肌肉。膳食每日摄取量2～3毫克，膳食中贝壳类含铜量较高，此外，动物的内脏，尤以羊和牛的肝含铜量较多。

锰：人体含量为12～20毫克，含量虽小，却遍布全身。每日摄入大约2.5～5.0毫克的锰可以达到平衡。锰主要存在于植物性食物中，如菠菜、莴苣。锰在茶叶中含量丰富，一杯浓茶最高含量可达1毫克。

氟：人体内约有2.6克氟，98.9%分布于骨髓。成人每日饮食中摄入1.5～4毫克，青少年每日2.5毫克。海洋动物含氟量较高，茶叶中含大量的氟，每日饮茶10克大约可获得1毫克氟。

碘：人体总量有15～20毫克，其中70%～80%存在于甲状腺。每日碘供给量：10岁以下儿童为40～120微克，成人为150微克。含碘量较多的为海洋食物，如海带、紫菜等。

钒：人体内含有钒共25毫克左右，79%分布于脂肪。膳食每日摄入量4毫克，主要来源于食物中的谷物、蔬菜、硬果之中。

钴：人体内总共含有1.1毫克的钴，每日需要摄取0.3毫克，绿叶蔬菜的钴含量最高。

钼：体内含量更小，每日摄入0.15～0.5毫克的钼能达到需要，钼在肉类、谷类和豆类中含量高。

硒：成人体内硒的含量更少，每日需要量应在0.05～0.20毫克，日常生活中，主要可以从谷类、肉类、奶类食物中取得。

铬：人体全身都广泛地存在铬，但含量很少，每日摄取量为0.02～0.50毫克，主要来源于肉类，尤以肝脏和其他内脏肉类铬的含量高。

9. 儿童所需的几种微量元素

微量元素是保持体内一些酶或激素的生理活性所必需的，如果缺乏了某些微量元素，酶的活力便受影响。

（1）铁是含量最多的微量元素，是构成血红蛋白、肌红蛋白和许多重要酶的组成成分之一。正常成人含铁3～5克（40～55毫克/公斤），女性略低。小儿出生时肝内贮有一定的铁质，到4～5个月时消耗已渐尽，故需及时补充含铁物质，如肝、蛋黄、瘦肉、蔬菜、水果等。小儿每日需铁约15～18毫克，食物中长期缺铁，可致缺铁性贫血。

（2）锌在人体内主要存在于骨骼、皮肤和头发中，头发锌含量一般认为可以反映膳食中锌的长期供给量。锌是很多金属酶的组成成分或酶的激活剂。许多研究说明，锌与核糖核酸、去氧核糖核酸和蛋白质的生物合成有密切联系。锌能协助葡萄糖在细胞膜上的转运。此外，锌与能量代谢、激素的作用和维生素A的转运也有关，且锌对吞噬细胞的杀菌趋向性及吞噬能力也有重要影响。缺锌时表现为生长停滞、味觉减退、食欲缺乏、厌食、异食、性幼稚型、创伤愈合不良等。初乳含锌甚多，后随哺乳期延长而浓度下降。一般动物食品是锌的可靠来源，如牛肉、猪肉、羊肉，鱼类和其他海产品。蔬菜和水果一般含锌很少。一般婴儿每日需锌5毫克，1～10岁为10毫克，成人15毫克，妊娠及哺乳期为20～25毫克。

（3）碘的主要功能是参与甲状腺素的构成。健康成人甲状腺含碘约8毫克，而地方甲状腺肿患者可降至1毫克以下。一般认为成人每日能摄入100～150毫克的碘，即能满足生理需要，但小儿、孕妇、乳母、强劳动力者等要适当增加。碘缺乏，小儿可得克汀病，成人可发生甲状腺肿。含碘的食盐、海产品、海藻类都是碘的主要来源。

10. 微量元素与老年人健康

人到老年由于进食减少，胃肠道吸收功能减退，机体所需的一些微量元素常显得不足或缺乏。这可能与一些常见的老年性疾病的发生有一定的关系。

常提到的微量元素有铁、铜、锌、锰、镁等。这些微量元素在体内的量是极其微少的，但人类发生的疾病90%以上同微量元素缺乏有关系。缺铁时易患贫血、耳鸣、皮肤干燥、畏寒、免疫功能下降，易感染各种疾病；如果严重缺硒，癌症会找上门来。

老年人补充微量元素的方法，应当是在日常生活中合理安排膳食，在饮食数量上、质量上和品种搭配上妥善安排，防止出现微量元素缺乏症。有些老年朋友不敢吃肉，不敢吃鸡蛋，怕血脂升高，这是不可取的。因为肉中含有丰富的锌和铁，应该常吃，且注意这方面的量和度。

如果发现机体缺乏微量元素时，可在医生的指导下，适量服用一些微量元素药物来补充其不足，预防疾病发生。

二、微量元素与健康

（一）造血专家——铁

1. 铁的基本知识

铁是人体必需的微量元素，也是体内含量最高的微量元素，铁在动物体内主要以Fe^{2+}或Fe^{3+}形式存在。人体内的铁其中72%以血红蛋白，3%以肌红蛋白，0.2%以其他化合物的形式存在，其余则为贮备铁。贮备铁主要以铁蛋白的形式存在于肝脏、脾脏和骨髓的网状内皮层系统中。

2. 铁在人体中的作用

铁具有高度的生物学活性，参与血红蛋白、肌红蛋白、细胞色素、细胞色素氧化酶、过氧化物酶及触酶等的合成，并与乙酰辅酶A、琥珀酸脱氢酶、黄嘌呤氧化酶、细胞色素还原酶的活性相关。三羧酸循环中有1/2以上的酶，含铁或铁存在时才能发挥生化作用，完成生理功能。

（1）参与体内的转运、交换和组织呼吸过程：一是合成血红蛋白。红细胞是氧的载体，血红蛋白是它的重要组成成分，血红蛋白由两部分组成，其中一部分是含铁的物质，叫血红素，它是一种Fe^{2+}的络合物，在其分子中四个卟啉环把铁原子包围在中间，二价铁原子好像处于蜘蛛网中心的“蜘蛛”。因此可与氧进行可逆性结合，使血红蛋白具有携带氧的功能，参与体内$C0_2$转运、交换和组织呼吸。二是合成肌红蛋白。肌红蛋白是一种含血红素的蛋白质，它由一个血红素和一个球蛋白组成，肌红蛋白的基本功能是在肌肉组织中起转运和储存氧的功能。铁元素在肌红蛋白合成中具有不可或缺的作用。三是构成细胞色素及某些呼吸酶。细胞色素也是含血红素的化合物，其在线粒体内具有电子传递作用，同时也是各种呼吸酶的组成成分。铁元素是构成细胞色素的重要组成成分。

（2）维持正常造血功能：铁对人体健康的重要性在于它是血红蛋白的一个必不可少的部分，在造血过程中是必需的元素之一。红细胞生成除要求骨髓造血功能正常外，还要有足够的造血原料，制造红细胞的主要原料为蛋白质和二价铁，红细胞中含铁约占机体总铁的2/3，铁在骨髓造血细胞中与嘌呤结合形成高铁血红素，再与蛋白合成血红蛋白。

（3）增强免疫功能：可使人体内T淋巴细胞、血清补体活性、吞噬细胞功能、中性粒细胞的杀菌能力保持正常。研究发现缺铁可引起淋巴细胞减少和自然杀伤细胞活性降低。另外，铁还有催化促进胡萝卜素转化为维生素A、参与胶原的合成、抗体的产生、脂类从血液中转运以及药物在肝脏的解毒等功能。

3. 食物来源与生物需求量

人体内铁的来源有两个方面：

一方面，来源于食物中的铁，如动物的肝脏、肾脏、瘦肉、蛋黄、鱼类等，植物的豆类、蔬菜、水果等均含有丰富的铁质，其中无机铁较多。一般每日的食物中含铁10～15毫克，平均吸收率为5%～10%，即每日摄入0.5～1.5毫克的铁。

另一方面，来源于红细胞破坏释放出来的铁，它的80%又重新用于血红蛋白的合成，20%贮存起来。因此铁在体内代谢中，可被身体反复利用，排出量很少。人体对铁的生理需要量也是很少的，并且随年龄的变化而变化，另外还有性别、特殊生理期等的差异。中国营养学会制订的中国居民膳食铁参考摄入量：婴幼儿每日10～12毫克，男青年每日20毫克，女青年每日25毫克，男成人每日15毫克，女成人每日20毫克，孕妇及哺乳期每日35毫克，老年人每日15毫克，可耐受最高量为每日50毫克。

4. 正确认识铁

大多数人对铁的认识是片面的，往往重视铁的缺乏，但殊不知，铁缺乏和过量对人体都存在着危害。下面分别介绍这两种情况的危害：

铁缺乏的危害：

（1）营养性贫血（缺铁性贫血）：铁缺乏是一个渐进的过程，长期缺铁使体内血红蛋白量合成减少，最终发展为缺铁性贫血。据世界卫生组织报道，全球约有15%～20%的人患缺铁性贫血，其中成年男子约占10%，妇女约占20%，孕妇和儿童约占40%～60%，我国各地调查结果也大致如此。

（2）含铁酶的功能下降：铁缺乏使重要的含铁酶如细胞色素类、过氧化酶、过氧化氢酶等酶功能下降，这些酶的物质和能量代谢中起重要作用。

（3）影响行为和智力：铁缺乏的婴幼儿表现对周围不感兴趣，易于烦躁，在运用智力解决问题上的主动性降低，全神贯注时间变短，学习能力和记忆力异常；青少年表现为学习能力和工作耐力降低；成人表现为冷漠呆板，在工作中休息时间增加，往往被人认为是自私懒惰。

（4）机体抗感染能力降低：临床研究表明，铁缺乏的婴幼儿腹泻、呼吸道感染患病率高，补铁后下降。

（5）影响机体的体温调节：美国营养学家研究发现，铁缺乏的妇女即使体内血红蛋白值在正常范围之内，也表现为怕冷、寒战、失眠等。

（6）影响机体生长发育：缺铁会引起体重增长迟缓、骨骼异常，这可能与胶原蛋白合成需要铁参与脯氨酸、赖氨酸羟化有关。

铁过量对人体的危害：

铁是人体的必需微量元素，人体有很强的控制铁吸收、维持平衡的能力，所以铁过量或中毒的情况并不多见。但是，当人们误食大量含铁糖丸的补铁剂或摄食过量的含铁食物或遗传吸收过量等，易导致铁中毒。铁中毒分急性中毒和慢性铁中毒。

◎**急性铁中毒**：常见误食大量的补铁剂，如硫酸亚铁。铁中毒是由于铁盐直接腐蚀胃黏膜并导致血液循环中游离铁过量而造成的结果。主要症状为呕吐、腹痛、腹泻、消化道出血、急性肠坏死等。过量铁经过血液循环到达各器官组织可损害组织线粒体，如造成肝脾组织细胞、坏死，严重时危及全身，发生低血压、休克、昏迷，乃至死亡。

◎**慢性铁中毒**：体内铁过量

除了原发性血色病病人及反复多次接受输血患者以外，一个很重要的原因是长期摄入过量的铁剂或富铁食物而造成的。慢性铁中毒主要对肝脏造成损害。过量的铁形成含血黄素沉积于肝脏、干扰干细胞功能，严重时可导致肝细胞坏死、纤维化，最后形成肝硬化。

5. 不同年龄段缺铁性贫血原因解析

缺铁性贫血起病缓慢，早期可没有明显的症状，严重时出现面色苍白、倦怠无力、头晕、畏寒、活动后心悸、气短、性情改变、食欲减退、腹胀、腹泻等。儿童患者则有发育不良，注意力不集中，异食癖。少数患者消化道黏膜发生萎缩，可出现舌炎、口角炎、视力模糊、吞咽时有咽部食物黏附感。指(趾)甲可变平、变脆、失去光泽。轻度贫血者工作耐力降低20%，工作效能也降低。因此必须重视缺铁性贫血的营养治疗，加强预防缺铁性贫血的发生及促使其早日康复。

（1）婴幼儿贫血：发达国家6个月～2岁婴幼儿缺铁性贫血患病率为36.1%～45.7%，我国同龄组婴幼儿缺铁性贫血患病率达到50.0%。婴幼儿饮食结构的不合理是产生缺铁性贫血的重要因素。早产儿体内贮存的铁较少，人奶和牛奶铁含量均较低，分别为每100克含0.1毫克和每100克含0.2毫克，因此必须及时补充含铁食物。

（2）儿童贫血：铁摄入量不足可引起缺铁，尤其在生长发育迅速的婴幼儿和儿童。儿童缺铁的原因有铁摄入量不足、体内储铁不足、铁的丢失或消耗过多。在儿童生长发育较快时期如不及时增加富含铁的食物摄入，同时有饮食习惯不良，如挑食、偏食等，更易发生缺铁性贫血。

（3）青春期贫血：小学生缺铁性贫血患病率达30.0%～40.0%，尤其在10～12岁处于生长突增期，身体对营养素的需求较高，但部分学生吃得较少，如早餐没有吃好，有挑食、偏食、常吃零食的不良习惯以及父母盲目给服用营养补品，故易发生缺铁性贫血。青春期贫血主要是饮食不当，膳食结构不合理，特别是女性单纯追求线条美而导致营养素的不平衡。

（4）育龄妇女贫血：妇女在月经期、分娩和哺乳期有较多的铁丢失。月经过量导致铁丢失过多是女性缺铁的常见原因。因为妇女分娩平均失血1300毫升，约含680.0毫克铁，故在妊娠后应重视膳食中铁的摄入，需每日补铁2.5毫克。妊娠末期3个月，需每日补铁3.0 ~ 7.0毫克。哺乳期的铁需要量应每日增加0.5 ~ 1.0毫克。育龄妇女如铁的补充不足会导致缺铁性贫血。

（5）老年人贫血：老年人的胃肠功能较弱，胃的吸收能力差，可影响各种生血素的吸收而发生缺铁性贫血。这主要与老年人多患高血压、冠心病、动脉硬化、高脂血症、肾病、糖尿病，还与其心理状态如担心食用动物性食物会加重疾病有关。部分老年人平时较严格采取节制饮食，长期素食，继而发生缺铁性贫血。老年又是肿瘤的高发年龄，如消化道肿瘤合并出血及老年人患有肝病、结核均会发生缺铁性贫血。

6. 缺铁与耳聋的关系

缺铁与神经性耳聋有关，是由于缺铁使得耳内一部分听神经细胞萎缩退化，失去听觉造成的。神经性耳聋患者的血清铁平均含量均低于正常人。同时内耳含铁酶活性降低，导致耳蜗血管纹萎缩，听毛细胞损伤，是构成感觉神经性耳聋发生的病理基础。

7. 铁与心血管系统疾病

铁作为人体新陈代谢所必需的微量元素之一，在人体细胞生长、增殖、生物氧化及生物转化等方面具有重要作用，铁是血红蛋白的重要组成元素，缺铁可引起体内无机盐及维生素代谢紊乱，血小板数量增多等。反之，人体内铁储存过多，对机体也有害，受害最明显的是心血管系统。所以当体内铁的含量和分布异常时，就会影响正常的生理功能，铁的代谢水平已成为衡量人体健康状况的重要标志。

铁在冠心病发病中具有多方面的作用。它直接参与心肌缺血-再灌注损伤过程，影响心脏传导系统，损害心功能；同时又参与了动脉粥样硬化形成。有专家认为缺铁性贫血病人不易患心血管疾病。但是，高铁能使血细胞比容(HCT)升高，并有助于动脉硬化的形成。最近，有人通过全国流行病学调查和实验检测发现心脏病患者体内铁的含量明显高于正常人，且与血压、HCT、胆固醇、低密度脂蛋白等呈显著正相关。

8. 补铁小建议

（1）每天至少摄入6～11克谷物类食物；6～7盎司肉类或肉类制品，以确保机体有充分的铁供应。

（2）假如你感到倦怠或头昏，应该找医生检查，看是否有贫血。

（3）对于铁的额外补充，仅限于一些特殊人群，如：月经期妇女；低铁贮备的运动员；轻度胃肠道出血的人；铁摄入不足及铁吸收不良的人群。

（4）对于那些需要额外补的人，可考虑食补，摄入一些富含铁的食物，如：麦片粥、谷物类，一些绿色蔬菜，并用铁锅烹制，这样可使部分铁溶入食物中，这也是比较安全的补铁方法。

9. 购买指南

多糖铁胶囊

【药理作用】铁是构成血红蛋白的基本元素，本品可作为铁元素补充剂，可迅速提高血铁水平与升高血红蛋白。放射性同位素示踪研究证实本品易被人体吸收。

【适应证】用于治疗单纯性缺铁性贫血。

【规格】0.15克（以铁计）。

【用法用量】口服，成人一日1次，一次1～2粒。

【不良反应】少数出现胃刺激或便秘。

【禁忌】

（1）肝肾功能严重损害，尤其是伴有未经治疗的尿路感染者禁用。

（2）铁负荷过高、血色病或含铁血黄素沉着症患者禁用。

（3）非缺铁性贫血（如地中海贫血）患者禁用。

【注意事项】

（1）不得长期使用，应在医师确诊为缺铁性贫血后使用，且治疗期间应定期检查血象和血清铁水平。

（2）孕妇及哺乳期妇女是本品的主要服用人群，已在国内外临床使用多年，未见影响胎儿生长发育或致畸的报道。治疗剂量的铁对胎儿和哺乳无不良影响。

（3）下列情况慎用：酒精中毒、肝炎、急性感染、肠道炎症、胰腺炎、胃与十二指肠溃疡、溃疡性肠炎。

(4) 不应与茶、咖啡同时服用,否则,影响铁的吸收。

(5) 服用本品可能产生黑便,是由于铁未完全吸收所致,不影响用药。

(6) 本品宜在饭后或饭时服用,以减轻胃部刺激。

(7) 儿童用量请咨询医师或药师。

(8) 对本品过敏者禁用,过敏体质者慎用。

(9) 本品性状发生改变时禁止使用。

(10) 请将本品放在儿童不能接触的地方。

(11) 儿童必须在成人监护下使用。

(12) 如正在使用其他药品,使用本品前请咨询医师或药师。

【药物相互作用】

(1) 维生素C与本品同服,有利于本品吸收。

(2) 本品与磷酸盐类、四环素类及鞣酸等同服,可妨碍铁的吸收。

(3) 本品可减少左旋多巴、卡比多巴、甲基多巴及喹诺酮类药物的吸收。

(4) 如与其他药物同时使用可能会发生药物相互作用,详情请咨询医师或药师。

旋糖酐铁片

【药理作用】本品是右旋糖酐和铁的络合物,为可溶性铁。铁是红细胞中血红蛋白的组成元素。缺铁时,红细胞合成血红蛋白量减少,致使红细胞体积变小,携氧能力下降,形成缺铁性贫血。口服本品可补充铁元素,纠正缺铁性贫血。

【适应证】用于慢性失血、营养不良、妊娠、儿童发育期等引起的缺铁性贫血。

【规格】25毫克(以铁计)。

【用法用量】口服。成人一次2～4片,一日1～3次,饭后服。

【不良反应】

(1) 可见胃肠道不良反应,如恶心、呕吐、上腹疼痛、便秘。

(2) 本品可减少肠蠕动,引起便秘,并排黑便。

【禁忌】

(1) 肝肾功能严重损害,尤其是伴有未经治疗的尿路感染者禁用。

(2) 铁负荷过高、血色病或含铁血黄素沉着症患者禁用。

(3) 非缺铁性贫血(如地中

海贫血）患者禁用。

【注意事项】

（1）不得长期使用，应在医师确诊为缺铁性贫血后使用，且治疗期间应定期检查血象和血清铁水平。

（2）下列情况慎用：酒精中毒、肝炎、急性感染、肠道炎症、胰腺炎、胃与十二指肠溃疡、溃疡性肠炎。

（3）儿童用量请咨询医师或药师。

（4）本品不应与浓茶同服。

（5）本品宜在饭后或饭时服用，以减轻胃部刺激。

（6）如服用过量或出现严重不良反应，应立即就医。

（7）对本品过敏者禁用，过敏体质者慎用。

（8）本品性状发生改变时禁止使用。

（9）请将本品放在儿童不能接触的地方。

（10）儿童必须在成人监护下使用。

（11）如正在使用其他药品，使用本品前请咨询医师或药师。

【药物相互作用】

（1）维生素C与本品同服，有利于本品吸收。

（2）本品与磷酸盐类、四环素类及鞣酸等同服，可妨碍铁的吸收。

（3）本品可减少左旋多巴、卡比多巴、甲基多巴及喹诺酮类药物的吸收。

（4）如与其他药物同时使用可能会发生药物相互作用，详情请咨询医师或药师。

葡萄糖酸亚铁胶囊

【药理作用】铁是红细胞中血红蛋白的组成元素。缺铁时，红细胞合成血红蛋白量减少，致使红细胞体积变小，携氧能力下降，形成缺铁性贫血，口服本品可补充铁元素，纠正缺铁性贫血。

【适应证】用于预防和治疗各种原因引起的缺铁性贫血。

【规格】0.3克。

【用法用量】口服用于预防：成人一日1粒。用于治疗：成人一次1～2粒，一日3次。

【不良反应】

（1）可见胃肠道不良反应，如恶心、呕吐、上腹疼痛、便秘。

（2）本品可减少肠蠕动，引起便秘，并排黑便。

【禁忌】

(1) 肝肾功能严重损害，尤其是伴有未经治疗的尿路感染者禁用。

(2) 铁负荷过高、血色病或含铁血黄素沉着症患者禁用。

(3) 非缺铁性贫血(如地中海贫血)患者禁用。

【注意事项】

(1) 用于日常补铁时，应采用预防量。

(2) 治疗剂量不得长期使用，应在医师确诊为缺铁性贫血后使用，且治疗期间应定期检查血象和血清铁水平。

(3) 下列情况慎用：酒精中毒、肝炎、急性感染、肠道炎症、胰腺炎、胃与十二指肠溃疡、溃疡性肠炎。

(4) 儿童用量请咨询医师或药师。

(5) 本品不应与浓茶同服。

(6) 本品宜在饭后或饭时服用，以减轻胃部刺激。

(7) 如服用过量或出现严重不良反应，应立即就医。

(8) 对本品过敏者禁用，过敏体质者慎用。

(9) 本品性状发生改变时禁止使用。

(10) 请将本品放在儿童不能接触的地方。

(11) 儿童必须在成人监护下使用。

(12) 如正在使用其他药品，使用本品前请咨询医师或药师。

【药物相互作用】

(1) 维生素C与本品同服，有利于本品吸收。

(2) 本品与磷酸盐类、四环素类及鞣酸等同服，可妨碍铁的吸收。

(3) 本品可减少左旋多巴、卡比多巴、甲基多巴及喹诺酮类药物的吸收。

(4) 如与其他药物同时使用可能会发生药物相互作用，详情请咨询医师或药师。

10. 铁剂使用的常见误区

误 区

铁锅菠菜可以有效补铁

传统中国膳食烹饪使用的炊具多是铁锅。使用铁锅烹调可能会增加人体铁的摄入量，因为用铁锅烹调的食品中铁的数量确实增多了，这也许是微小铁屑的脱落和铁的溶出所致。但是，使用铁锅时铁的溶出量的控制是一件不容易的事：一方面，无法估计每天通过使用铁锅烹调增加了多少膳食铁的摄入量；另一方面，铁锅中的铁人体吸收率较差，很难用于铁缺乏和人体缺铁性贫血的治疗和预防。而对于菠菜补铁的说法，涂筠则肯定地说这种方法是无效的。

我国缺铁性贫血高发的原因，主要是因为我国人民膳食以植物性食物为主，人体摄取铁85%以上来自植物性食物，而植物性食物中的铁为非血红素铁，吸收率通常非常低。同时植物性食物中含有许多铁吸收的抑制因子，如草酸等成分，可以明显抑制铁的生物吸收和利用。特别是菠菜当中的草酸含量要比其他的蔬菜高很多，所以不建议儿童多吃菠菜。尽管这些绿色蔬菜是含铁的，但是补铁不能依靠含铁量很高的蔬菜。

那么有什么办法可有效地为身体补铁呢？中国疾病预防控制中心目前在全国进行推广含铁量很高的铁强化酱油，把人体容易吸收的铁加进去。另外，日常饮食应多吃红枣、樱桃等。

请食用铁强化酱油

成年人每天需要铁0.8～1.4毫克，膳食中的铁有两种存在形式：动物性食物中的血红素铁和植物性食物中的非血红素铁。前者吸收率较高，而后者吸收会受膳食中植酸和磷酸的影响，造成吸收率较低。故以植物性食物为主的中国人，铁的摄入常常无法满足人体健康的需要。

要想满足人体铁营养的健康需要，一方面要尽量多选择铁含量高的食物，尤其是含有血红素铁的动物性食物；另一方面，还要注意食物的合理搭配和全面的营养要求。比如，不能单纯为了补铁而过量摄入动物性食品，以免带来肥胖、心血管疾病、癌症等问题。因此，比较简便、安全的补铁方法是选择铁强化食品，比如铁强化酱油。

铁强化酱油是中国疾病预防控制中心食物强化办公室为

了消除铁缺乏、降低贫血率而推出的一个营养改善项目，与碘盐异曲同工。铁强化酱油中添加的铁是一种新型铁强化剂——EDTA钠铁，不仅吸收率高，而且性质稳定安全，易于保存，无色无味不影响口感。

由于酱油中强化的铁量要比药用铁剂低很多，按每天15毫升酱油计算，摄入的铁约占人体每天需要量的45%～50%，长期食用既可以补铁又不会导致铁摄入过量问题，是一种安全、经济、有效又便捷的补铁方式。

11. 补铁小食谱

（1）成人缺铁性贫血营养食谱举例(男性，体重70千克)

餐饮：食物及用量

【早餐】芝麻酱拌豆腐干(芝麻酱15克，豆腐干50克)；煮鸡蛋50克；馒头(标准粉50克)；籼米稀饭(籼米50克)

【中餐】黑木耳炒猪肝(黑木耳20克；猪肝100克)；炒韭菜200克；海带子排[海带50克，子排(猪、牛、羊等动物的腹腔连接背脊的部位)50克]；米饭(籼米100克)；馒头(标准粉50克)

【晚餐】蘑菇炒肉片(鲜蘑菇100克，瘦猪肉50克)；白菜煮豆腐(白菜100克，内酯豆腐200克)；紫菜虾皮汤(紫菜10克，虾皮10克)；米饭(籼米100克)；馒头(标准粉50克)。

注：全日加烹调油30克，食谱含蛋白质115.0克、脂肪71.5克、碳水化合物312.4克、铁62.8毫克、总能量2354.0千卡。

（2）儿童缺铁性贫血营养食谱举例(4 ～ 7岁)

餐饮：食物及用量

【早餐】荷包蛋(鸡蛋50克)；馒头(标准粉50克)；稀饭(籼米25克)

【中餐】黑木耳炒猪肝(黑木耳20克，猪肝50克)；炒苋菜(苋菜200克)；米饭(籼米100克)；甜橙150克

注：全日加烹调油25克，食谱含蛋白质65.6克、脂肪40.4克、碳水化合物249.6克、铁32.0毫克、总能量1617.70卡路里。

12. 铁的新发现

科学家发现，一些人们想不到的因素往往会影响记忆力。试试下面的方式，能帮你有个好记性。

控制胆固醇。波士顿布瑞根医院研究人员发现，血脂异常是导致老年痴呆的一个危险因素，坏胆固醇（主要是低密度脂蛋白胆固醇，又叫LDL-C）会阻碍脑部血液循环，剥夺脑部营养。

铁帮助记忆所必需的神经传递素正常发挥作用，大脑对低铁含量很敏感。绝经期妇女补铁能改善记忆功能。

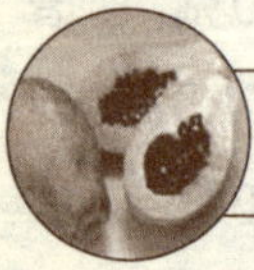

（二）生命之花——锌

1. 锌的基本知识

锌作为人体必需的微量元素之一，在人体内的含量以及每天所需摄入量都很少，但在人体的生长发育中起着很重要的作用，被称为“生命之花”。现代科学研究已证实，锌与儿童、青少年的生长发育关系密切；锌还在保持正常味觉和食欲中起重要的作用；锌还可以加速创伤组织的愈合，影响消化功能、免疫功能和性功能。

2. 锌在人体中的作用

锌是构成人体多种酶、辅酶的必需元素，并通过参与这些酶的组成和激活，对人体的新陈代谢、生长发育、组织修复等起着极为重要的作用。研究表明，人体有200多种酶的活性都与锌有关。如锌是调节DNA聚合酶的必需组成部分，维持着蛋白质的合成与代谢；还通过参与构成含锌唾液蛋白，具有增强味觉及促进食欲的作用；通过激活一些酶，锌影响胰岛素的合成、贮存，从而维持胰岛素在血清中的浓度，进而促进糖的代谢；锌在维持人体的免疫功能方面也具有重要作用。它在细胞分裂和复制过程中，参与核酸与蛋白质的代谢，通过激活酶，维持T细胞的增殖和分化，促进抗体(特别是IgG)生成。适量的锌还可使DNA和RNA合成量增加，维持血红细胞中二氧化碳(CO_2)的运输，保障机体的免疫机制并有助于创伤、溃疡的愈合，提高机体抗感染的能力；研究表明锌有降低脂质过氧化作用，能改善黏膜上皮的营养代谢和抵抗力，稳定并保护细胞膜。锌还能够促进人体的生长发育，是儿童脑发育必不可少的物质。锌通过维持性激素水平，促进男性第二性征的出现。锌有助于精子的形成，并能维护精原上皮的健康。锌还能保护皮肤和毛发，对促进骨骼和牙齿的发育具有重要作用。

3. 正确认识锌

（1）缺锌：世界上公认的一种最典型的缺锌病叫“伊朗村病”，因其发现于伊朗农村而得名。其原因是这里属于非常偏僻的乡村，以谷类为主食，而谷类食品6-磷酸肌醇含量较高，与锌结合形成难溶的复合物，影响人体对锌的吸收，导致体内缺锌，从而产生一系列的病变。由于缺锌使儿童生长发育迟缓、身材矮小、智力低下，有的成为侏儒，还有严重贫血、生殖腺功能不足、皮肤粗糙干燥、嗜睡和食土癖。再如，有一种以腹泻、秃发为特征的缺锌性常染色体隐性遗传性疾病，是由于胰腺内缺乏一种分泌低分子量的锌结合配体而导致锌缺乏。又如，孕妇需要较多的锌以养育胎儿，因此锌缺乏可导致胎儿畸形。有的高血压、动脉粥样硬化、血栓闭塞性脉管炎患者者血清锌含量降低。

（2）锌过多：一次大量摄入锌能引起明显的急性中毒。长期过量用锌会干扰其他营养物质特别是微量元素的吸收和利用。这主要是由于锌与某些矿物元素相互拮抗，结果干扰其他营养物质的吸收和利用，特别是铜和铁的利用。低钙和佝偻病患儿服用锌过多反而使免疫功能受损，抗病能力更为减弱。锌增高时，锌/铜比值增大，可影响体内胆固醇代谢，产生高胆固醇血症，易发生动脉粥样硬化。

体内锌过高发生急性锌中毒时，可用螯合剂二巯丙醇（BAL）解毒。慢性锌中毒需停止锌的继续摄入。

4. 孩子补锌小提示

锌是人体必需的微量元素，它与儿童的生长发育有着密切的关系。儿童缺锌的表现常见为食欲减退、味觉迟钝、嗅觉异常、异食癖、上腹疼痛、复发性口腔溃疡、皮炎、性成熟受抑制、细胞免疫功能低下、生长迟缓、精神萎靡等。对于缺锌的儿童应及时补充锌剂，如葡萄糖酸锌等。

儿童每日正常需要锌的量为：6个月以下3毫克，6～12个月5毫克，1～13岁10毫克，13岁以上15毫克。若要补锌，必须在医生指导下按照每日每公斤体重锌的剂量不多于0.5毫克的标准进行补充，切忌盲目服用。另外，家长还应注意不要随便买添加锌的食品当做补品让小孩长期服用，否则会造成锌摄入量过多。低锌所致厌食、异食癖一般服锌剂2～4周见效，对生长迟缓者1～3个月见效。硫酸锌等锌剂的副作用，常见的有恶心、呕吐、腹泻等胃肠道症状，如改在饭后服，可减少其副作用。

四种食疗方法补充锌元素

(1) 吃三豆粥：取绿豆、黑豆和赤豆适量，加少许米洗净后同煮，煮烂后加入甜味或咸味便成。

(2) 吃猪胰泥：将猪胰脏洗净切开后，用刀转刮成泥状，再加入少量油、盐、生粉和味精等调味品拌和，蒸熟即可食用。

(3) 吃果子糊：将栗子肉研成粉末，用栗子粉适量加水及糖，或加入少许米粒煮成稀糊状即可。

(4) 吃苹果泥，喝苹果汁：将苹果用水洗净削皮，再用汤匙轻轻将苹果刮成泥便成苹果泥，也可以蒸热后再食用，如再用水煎煮取汁便成苹果汁。

此外，大豆、牛肉、牛奶和各种鱼类食品含锌量也很丰富，可以让缺锌儿童适当多吃一些。预防儿童缺锌的有效办法是：提倡母乳喂养，给幼儿及时添加含锌辅食，或辅以适量强化含锌奶粉或奶。适量增加瘦肉、鱼、蛋、奶等含锌较高食品的摄取，要纠正偏食毛病。儿童患胃肠道疾病须早治，以免影响其对锌的吸收。

5. 锌与糖尿病的关系

糖尿病是当代世界三大疾病之一，是多种病因引起以慢性高血糖为特征的代谢紊乱。其中高血糖是由于胰岛素分泌或作用缺陷，或者两者同时存在而引起各种并发症。

锌、铜均属于人体必需的微量

元素，它的作用是以辅酶、辅基或激活剂的形式参与物质的合成、分解、转化。胰岛素含锌量很高，它能延长胰岛素降低血糖作用，表明锌与糖尿病有关。另外，胰岛素的分子结构中有4个锌原子，能直接影响胰岛素的合成、贮存、分泌和结构的完整性及胰岛素本身的活性。锌还能调节胰岛素和受体的水平，在维持受体磷酸化和去磷酸化水平及胰岛素传递过程中发挥重要的作用。锌与胰岛素、葡萄糖的代谢有紧密的联系。有人发现糖尿病患者普遍缺锌，几种糖尿病并发症或合并症也与细胞锌或锌依赖抗氧化酶的降低有关。对于糖尿病患者缺锌的机制，目前多数学者认为尿锌排出增多和肠道锌吸收障碍是其主要原因，高血糖形成高渗尿，有可能导致肾小管对锌的重吸收障碍以及肾小管功能受损后锌的过滤增多；锌在十二指肠吸收过程中，要与载体蛋白结合，糖尿病病人蛋白质代谢处于负氮平衡，可能影响锌载体蛋白的合成，这将导致肠道锌吸收障碍，另外，糖尿病患者控制饮食，锌摄入不足，也可能是造成锌缺乏的一个原因。

有人认为锌不但能维持胰岛素的活性，而其本身就具有胰岛素的作用，在锌足够的情况下，机体对胰岛素的需要量减少，锌可纠正葡萄糖耐量异常，甚至替代胰岛素改善糖尿病大鼠的糖代谢紊乱。

还有人认为，锌对胰岛素分泌的影响呈双向性，血清锌浓度极高或极低均可损害胰岛素分泌，所以补锌要适量才能有效治疗糖尿病及其并发症。

6. 锌可“明视”

眼睛组织中视网膜与脉络膜的复合体含锌最高，几种含锌酶包括碳酸酐酶和视黄醇脱氢酶的水平都很高，后者可把视黄醇氧化为视黄醛，即杆细胞内维生素A的形式。夜视依赖于视杆细胞提供适量的视黄醛以便形成视色素，视紫红质。缺锌出现人类暗适应能力减弱、视力下降、近视、远视和散光等。

微量元素与近视的关系

微量元素锌和铜均为人体的必需微量元素。视网膜和脉络膜含有高浓度的锌和铜，锌参与一系列重要金属酶的活动，在保持视网膜色素上皮的形态和

功能方面有重要作用，缺锌和铜时视网膜会出现变性改变。

有人观察后极部有色素性改变的高度近视者的血清铜下降。对中小学中近视眼测定血浆锌含量，结果血清锌值降低。还有人对青少年近视眼做头发中锌含量的测定，其发锌值降低，而且发锌的降低与近视有关。经过补锌后，(每日三次，口服，每次20毫克服两个月）治疗组视力增进1 ~ 6行占60%，而对照组只占6.3%。人体含锌量约1.4 ~ 2.3克。食物中含锌较多的有鱼、瘦肉、肝、牡蛎、鲜贝、豆类、花生、核桃、杏仁、瓜子仁等。

锌每日需要量10 ~ 15毫克，铜每日需要量1 ~ 2毫克。

7. 青春常在有“锌”在

锌在人体中的含量约1.4 ~ 2.3克。人体中的锌以Zn^{2+}为中心离子，存在于许多酶或金属蛋白中。锌的主要功能就是抗氧化，提高机体200多种酶的活力，增强机体清除自由基的能力，从而有效地保护生物膜的结构和功能，并参与细胞的复制过程。因此锌能推迟细胞衰老过程，延长细胞寿命。

人体所需的锌主要从食物中摄取，鱼、虾、奶制品、动物内脏、蔬菜、水果等含锌量较高。对于缺锌症，可用硫酸锌($ZnSO_4$)和维生素B做成复合锌片进行预防和治疗。老年人还可买添加有硫酸锌和葡萄糖酸锌的食物作为营养和强化剂，这既可治疗锌缺乏症，也可防止衰老。

8. 购买指南

葡萄糖酸锌

【临床应用】

(1) 作为补锌药，用于缺锌引起的生长发育迟缓、营养不良、游走性舌炎、畏食症、异食癖、结膜炎、口腔溃疡、皮肤痤疮、肠病性肢端皮炎、类风湿关节炎、间歇性跛行以及男性性腺功能低下等。

(2) 可用于不能用青霉胺治疗的肝豆状核变性(Wilson 's病)。

(3) 本药鼻喷剂用于防治感冒，可缓解感冒初期鼻充血、鼻塞、打喷嚏、流涕、咳嗽、咽喉肿痛、全身酸痛等症状，并有效缩短其病程。

(4) 用于治疗非胰岛素依赖性糖尿病。

(5) 可提高机体免疫能力，并延缓其衰老。

【药理】

(1) 药效学：锌的生理功能如下：

1) 参与多种含锌酶和锌依赖酶(如碳酸酐酶、DNA及RNA聚合酶、乳酸脱氢酶、胸腺嘧啶核苷激酶、碱性磷酸酶、胰肽酶等)的合成与激活，对蛋白质合成、核酸合成、肠道蛋白的吸收和消化发挥重要生理功能，可促进生长发育。

2) 通过合成味蕾中的味觉素、防止颊黏膜上皮细胞角化不全，以维持正常的食欲及味觉。

3) 增强吞噬细胞吞噬功能、趋化活力及杀菌功能，通过超氧化物歧化酶来保持吞噬细胞内的自由基水平(自由基能破坏微生物的细胞膜)，发挥杀菌作用，加速创伤、烧伤、溃疡的愈合。

4) 渗透到鼻黏膜组织内，与鼻细胞上的细胞间黏附分子-1(ICAM-1)受体结合，从而抑制鼻病毒复制。

5) 能诱导T淋巴细胞活化，激活B淋巴细胞，并参与抗体形成的释放，刺激免疫细胞分泌多种细胞因子。

6) 可影响胰岛素的合成、分泌、储存、降解及生物活性。

7) 锌对维生素A的代谢起重要作用，有利于视觉功能维持；锌可促进及维持性功能；可稳定细胞膜，改善组织能量代谢及组织呼吸；锌离子能沉淀蛋白质，外用有收敛防腐的作用，还能帮助肉芽组织形成。

锌可抑制铜的吸收，从而可用于治疗肝豆状核变性。

本药的胃肠道刺激较轻，比硫酸锌吸收好、不良反应少；在含锌量相近的情况下，其生物利用度较高，约为硫酸锌的1.6倍。

(2) 药动学：口服后主要由小肠吸收，在体内解离成锌离子(Zn^{2+})和葡萄糖酸。血锌达峰时间为1小时，约2小时后开始下降，至12小时恢复为给药前的水平。锌广泛分布于肝、肠、脾、胰、心、肾、肺、中枢神经系统、肌肉及骨骼内。主要由粪便排泄，少量通过尿、乳汁排泄，失血及妇女月经也是丢失锌的重要途径。

本药经鼻给药后，通过鼻黏膜及鼻黏液渗透并黏附于鼻黏膜上，可维持约4小时。鼻黏膜逐渐吸收锌离子，可使局部锌离子浓度较高。

【注意事项】

（1）禁忌证：对本药制剂的任何成分过敏者（国外资料）。

（2）慎用：①青光眼患者应慎用锌滴眼液(国外资料)；②血色素沉着病纯合子患者(国外资料)。

（3）药物对儿童的影响：3岁以下儿童使用本药鼻喷剂应权衡利弊。

（4）药物对妊娠的影响：美国食品药品管理局(FDA)对锌盐的妊娠安全性分级为A级。

（5）药物对哺乳的影响：尚不明确。

（6）用药前后及用药时应当检查或监测：①应测定血清锌浓度；②在治疗肝豆状核变性时应监测尿铜。

【不良反应】

（1）消化系统：可有胃部不适、恶心、呕吐等胃肠道刺激症状，减量或停药后上述反应可减轻或消失。

（2）血液系统：锌可影响铁的代谢，大剂量补锌可导致铁粒幼红细胞性贫血，可出现严重的淋巴细胞和多形核白细胞功能受损，可导致明显的高密度脂蛋白降低而不伴明显的临床症状。

（3）其他：偶有过敏性皮疹。初次使用本药鼻喷剂或鼻黏膜破损者，可能有一过性轻微烧灼、刺激感。

【药物相互作用】

本药可降低青霉胺、四环素类等药物的作用，故不能与这些药物同服。

【给药说明】

（1）本药不能与多价磷酸盐等药物同时服用。

（2）服用本药时，不能进食牛奶、面包、含纤维素和植物酸多的食物(如芹菜、菠菜、柠檬等)。

（3）补锌时，应在确认缺锌后才使用本药，宜在餐后服用，以减少胃肠道刺激。

（4）治疗肝豆状核变性时，应在进食前1小时或进食后2～3小时服用，服锌前一周停用青霉胺。

（5）使用本药鼻喷剂前应先清洁鼻腔，同时应避免使用其他经鼻给药的药物。如不慎入眼，应立即用水冲洗或对症治疗。

（6）使用本药鼻喷剂时，将喷嘴顶端插入鼻孔约3毫米(以避免插入过深药物对鼻产生刺激)，每侧鼻孔喷药1次后，轻压鼻孔外部两侧约5秒钟。

(7) 中国营养学会(1981年)推荐，锌的生理需要量(以元素锌计)为：1～6月婴儿，一日3毫克；7～12月婴儿，一日5毫克；1～10岁小儿，一日10毫克；11岁以上者小儿，一日15毫克；孕妇一日20毫克；乳母一日25毫克。

【用法与用量】

成人：口服给药。以下均以锌计。

片剂：一次10～20毫克，一日2次。

胶囊：一次25毫克，一日2次。

颗粒：一次10～20毫克，一日2次。

经鼻给药：本药鼻喷剂，每2～4小时双侧鼻孔各喷1次，一日不超过6次。症状消退后可继续使用1日。

儿童：口服给药。以下均以锌计。片剂用量如表10所示，颗粒用量如表11所示。

表10 片剂用量

年龄(岁)	标准体重(千克)	用量(毫克)	用法
1～3	10～14	10	一日2次
4～6	16～20	15	一日2次

续表

年龄(岁)	标准体重(千克)	用量(毫克)	用法
7～9	22～26	20	一日2次
10～12	28～32	20	一日2次

表11 颗粒用量

年龄(岁)	标准体重(千克)	用量(毫克)	用法
1～3	10～14	10	分3次服用
4～6	16～20	15	分3次服用
7～9	22～26	20	分3次服用
10～12	28～32	20	分3次服用

【制剂与规格】

葡萄糖酸锌片：35毫克(相当于锌5毫克)；70毫克(相当于锌10毫克)。

葡萄糖酸锌胶囊：174毫克(相当于锌25毫克)。

葡萄糖酸锌颗粒：10克(相当于锌10毫克)；15克(相当于锌15毫克)。

贮法：避光、密闭保存。

葡萄糖酸锌合剂：5毫升:35毫克(相当于锌5毫克)；10毫升:50毫克(相当于锌7毫克)；10毫升:70毫克(相当于锌

10毫克)；100毫升：350毫克(相当于锌50毫克)。

葡萄糖酸锌糖浆：10毫升：70毫克(相当于锌10毫克)；100毫升：350毫克(相当于锌50毫克)。

葡萄糖酸锌鼻喷剂：200毫克。

9. 锌剂使用的常见误区

误区一

儿童缺锌影响发育，可将含锌药当补药

锌是人体不可缺少的微量元素，如孩子缺锌则影响生长发育，智力低下。若孩子体内不缺锌而滥补，就会雪上加霜。

人体内的微量元素都有一定的含量和比例，既不可少，也不可多。婴幼儿生长发育较快，对锌的需要量相对大一些，但并非多多益善，要是把含锌的药物当成营养药，天天让孩子服用，就会危害健康。若补锌过多，可使体内的维生素C和铁的含量减少，抑制铁的吸收和利用，从而引起缺铁性贫血。当孩子体内锌元素过多，钙元素减少时，在镁离子的作用下，可抑制吞噬细胞的活性，免疫力下降，抗病能力差。经常给孩子服含锌的药物，还会使体内锌、铜元素的比值增大，影响胆固醇的代谢，使血脂升高，促使动脉发生粥样硬化，为日后得心脑血管病埋下隐患。此外，体内锌含量过高，有诱发癌症的危险。可见，对锌要有一个正确的认识，要想使孩子体内不缺锌，家长应学会科学的育儿方法。首先是做到母乳喂养，因母乳中有足够婴儿生长发育所需的锌元素；4个月起要逐渐为孩子添加辅食，特别是瘦肉、鸡蛋、动物肝、牡蛎、花生米、核桃仁等食品中锌含量较高，可视具体情况让孩子食用；要从小教育孩子养成不挑食、不偏食的好习惯，注重饮食结构合理平衡，粗细杂粮混合吃，这样孩子一般是不会缺锌的。平时还应注意不要让孩子吃过多的白糖和甜食，以免影响锌的吸收。

如果发现孩子因缺锌而有厌食症、异食癖等时，应到医院请医生为孩子检查头发或血液中的锌含量，并根据身体的需要进行补锌，切不可把锌类药物当成万能的“营养滋补品”，以防止对孩子的健康造成危害。

误区二

锌是人体必需的微量元素，多多益善

锌是人体必需微量元素，有益也有害，必需也不必需，不足或缺乏也不行，超量了还会引起中毒。

锌与氨基酸代谢、蛋白质合成、维生素A代谢、免疫活性细胞的免疫功能、吞噬细胞的吞噬作用、身体局部的抗菌作用、维持细胞膜的稳定性及胎儿的正常生长发育等，都有必不可少的密切联系。

许多人都知道缺锌的孩子长不大或发育不良；成人缺锌还引起疾病：如阳痿、早泄、性冷淡、眼疾(如近视、假性近视及各种眼疾等)。殊不知，锌是一把双刃剑，人体内锌不足或缺乏，如果盲目补充，造成吸收过多时，也会引起锌中毒。

人体锌中毒的原因大概如下：

（1）空气、水源、环境、食品等被锌污染后，过量地进入人体。

（2）临床误治，临床常见有盲目、大量的口服或大量外用锌制剂或长期使用含锌剂治疗等，都可引起锌中毒，临床表现为腹痛、呕吐、腹泻、消化道出血、厌食、倦怠、昏睡，甚至昏迷等。

（3）误吸或防护措施不完善造成吸入氧化锌烟雾，引起金属烟尘热，多见于铸造厂的工人。

（4）意外口服氯化锌溶液，此类氯化锌溶液腐蚀性强，临床表现常见急性腹痛、流涎、唇和口腔肿胀、喉水肿、呼吸困难、呕吐、脉搏加快、血压下降、四肢冰冷，严重者会引起胃肠急性穿孔，导致急性腹膜炎，甚至休克而死亡。

（5）慢性锌中毒，临床症状为长期顽固性贫血、食欲不振，合并有血清脂肪酸及淀粉酶增高，慢性锌中毒还会影响铜代谢障碍，造成低铜症，锌、铜比值过高，直接影响胆固醇代谢受阻，形成高胆固醇血症，并使高密度脂蛋白(一种好的胆固醇)降低20%～26%，最终导致动脉粥样硬化、高血压、冠心病等。

在日常生活与工作中，没有确诊缺锌就乱服含锌制剂而造成锌中毒的患者较多。因此，各年龄段的人们都不要盲目补充锌元素，首先要经过权威测试部门检测后，是否不足或缺乏，再进行补充调整，以防锌中毒的发生。

10. 锌的新发现

“婚姻和谐素”——锌

人体的睾丸、前列腺、精液当中，都含有高浓度的锌。当人体内锌的含量缺乏时，性功能会因此而低下，合成睾丸素酶发生紊乱，男子将会引起阳痿和脸上生长痤疮。锌对激发精子活动有着特殊的作用，缺锌会造成精子活动力的下降。

长期处于缺锌状态而未能及时补充，可出现精子数量明显减少、睾丸萎缩，最后导致不育。

世界卫生组织规定，成人每天锌的摄入量为15毫克，而我国男子锌的摄入量大约才9毫克左右。造成锌从食物中摄入不足，有以下几个方面的原因：一是土壤中大量施用化肥，生长出的粮食普遍缺锌；二是食物深加工后，可使食物中锌的含量减少；三是喝酒、吃糖，也消耗了一部分锌。人体很容易缺锌，特别是已婚青年男性，因为他们正处在性生活高峰阶段，即在饮食摄入锌相对不足情况下，又随精液失掉了相当一部分的锌。

人体缺锌，一般情况可通过调剂饮食来补充。贝壳类食物如牡蛎、蛤、蚝、蚌等都含有较多的锌，而以含锌量而论，又首推牡蛎，以100克食物的含锌量计，牡蛎为100毫克。其他食物如动物肝、粗粮、鱼、肉、蛋也含有相当量的锌，而水果中锌的含量最少。

总之，锌在性活动中占有主导地位，对维持生殖功能起着重要作用。所以建议男性青年朋友日常要尽量少饮酒，并适当增加一些含锌量高的食物的摄入，以免影响你的生育功能。男性不育患者需要补锌治疗。

在有关内容中我们已经谈到，睾丸、前列腺、精液中都含有丰富的锌元素。因为精液中的精浆部分主要是由前列腺分泌的，所以检查精浆中锌的含量，可以作为监测前列腺功能的一个指标。

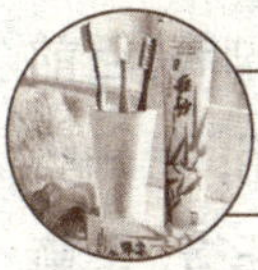

（三）铁齿铜牙——氟

1. 氟的基本知识

氟是人体必需微量元素之一，是在已发现的100多种化学元素中最活泼的元素，在普通情况下为淡黄绿色的气体，有特殊的刺激气味，在低温下才能变为液体。氟对人体的安全范围比其他微量元素要窄得多，从满足人体对氟的需要到由于过多而导致中毒的量之间相差不多。微量的氟有促进儿童生长发育和预防龋齿的作用，过量的氟可导致氟中毒，引起氟斑牙、氟骨症，严重影响人体健康。

2. 氟在人体中的作用

（1）氟能增强骨骼的硬度，加速骨骼的形成，老年人缺氟会影响钙和磷的利用，可导致骨质松脆，易发生骨折，补充微量氟则有预防老年性骨质疏松症的作用，可降低老年骨折发病率。

（2）氟能促进肠道对铁的吸收，有利于防治缺铁性贫血。

（3）氟能促进伤口愈合。

（4）氟有益于生殖系统，缺氟可能影响生育功能。

（5）经调查发现氟缺乏地区易发生动脉硬化，导致冠心病，及时适量补充氟化物可降低冠心病发病率。

3. 正确认识氟

（1）氟缺乏：缺氟时，由于釉质中不能形成氟磷灰石而使羟磷灰石结构得不到氟磷灰石的保护，牙釉质易被微生物、有机酸和酶侵蚀而发生龋齿。缺氟时，不但易发生龋齿，也在一定程度上影响骨骼。在一些低氟的地区居民患骨质疏松症者较多。大多数人一生不可避免从骨骼中丢失矿物质，尤其是老年人，这个过程呈加速的趋势，出现骨骼结构的破坏，骨小梁丧失，严重的骨质疏松症可导致长骨骨折。

（2）氟过量：摄入过量的氟可引起中毒，氟中毒是一种严重危害人类健康的疾病，其特点是在高氟地区的环境中，人长期摄入过量的氟化物，蓄积体内而发病，是以牙齿和骨骼损害为主并波及心血管及神经系统的全身性疾病。

4. 预防龋齿——含氟牙膏不能含糊用

长期以来，老百姓到商场选购牙膏，映入眼帘的有不少是印有“含氟”字样的牙膏。许多牙膏的卖点就是“含氟”，不仅是一些合资品牌，就连国内的老牌产品也打起了“含氟”牌，这家说“氟加钙”，那家就说“双氟”。去几个大商场、超市转了转，发现货架上的含氟牙膏虽然仍在唱“主角”，可一说起含氟牙膏，相当多的消费者都因听了“比利时政府要求使用含氟牙膏需医生处方”的新闻报道，在选购牙膏时，表现了自己的担心：体内氟含量高到底会造成什么结果？含氟牙膏到底还能不能用？

（1）体内氟含量过高会影响身体健康：过度使用含氟物品可能会引起氟中毒，从而损害神经系统，引发骨质疏松症。这也正是比利时政府提出严禁含氟保健品的原因。氟化物的应用分为两大类：一类是全身应用，包括饮水加氟、食盐加氟、牛奶加氟、氟片、氟滴剂等，目前国内还没有推荐这类应用；另一类是局部应用，包括含氟牙膏、含氟漱口水、氟保护漆等。与国外相比，我国开展氟化物应用的时间短，范围小，除了含氟牙膏的应用较广泛外，其他用氟的方法较少。

（2）含氟牙膏防龋齿最有效：虽然氟的含量影响健康，但是含氟牙膏对龋齿的预防作用，专家还是给予肯定的。含氟牙膏对龋齿的预防作用50多年前就已经过研究得到了证实，使用含氟牙膏可以增加牙齿的硬度。

据了解，牙膏问世前，人们用牙粉刷牙。牙粉是碳酸钙和肥皂粉的混合物，其功能只是保持牙齿清洁，除去污渍。牙粉pH高，会引起口腔组织发炎。第二次世界大战以后，有治疗作用的牙膏才纷纷上市。尤以合成去垢剂月桂酰肌氨酸钠代替肥皂的牙膏深受大众青睐。这种清洗剂不仅能明显减少口腔炎症，还使牙膏气味清香，更有抑制引起蛀牙的菌斑酸的作用。

20世纪50年代初，一些流行病学研究指出，氟化物具有防治龋齿的作用。于是，1955年出现了添加氟化亚锡的牙膏。后来，一氟磷酸钠代替了氟化亚锡，成为世界上研究最广泛的氟化物。如今被添入牙膏预防龋齿的氟化物还有氟化钠和氟化胺类。专家们普遍认为，当提供的氟离子的浓度相等时，所有这些氟化物防治龋齿的作用是相同的。专家告诉记者，氟化物之所以能够防治龋齿，主要是氟离子与牙齿表面物质反应，矿化这些物质，使牙齿变得坚固。含氟牙膏还能减少蛀牙，因为它比起较大的氢氧根离子在磷灰石晶体结构里更匹配，它还能抑制口腔细菌产酸，改变口腔内的细菌适于生存的环境，从而防治蛀牙。含氟牙膏已经使全世界千千万万的人减少龋齿，使大家的牙齿保持得更长久。

5. 购买含氟牙膏小窍门

目前，药物牙膏层出不穷，品种繁多，消费者无所适从，特别是选用含氟牙膏要谨慎，使用要更加小心。选用氟化物牙膏必须具备以下条件：

（1）在低氟区可用，高氟区禁用。饮水中含氟量低于lPPM可以使用，高于2PPM不宜使用。

（2）少年儿童慎用，学龄前儿童禁用。因为少年儿童自我保护能力差，多数为被动刷牙，敷衍了事，牙缝中残留的牙膏刷不干净，4岁以下的幼儿甚至将漱口水和牙膏一起吞下去，危害性更大，每次刷牙必须要由大人监督。

（3）重工业密集地区不能用。在生产过程中，氟随“三废”播散污染环境，使该地区氟含量增高。据统计，一座年产4万～5万吨的磷肥厂，每小时要排出废气3.5万立方米，其中含氟约50公斤，大大超过安全量。

（4）建议生产厂家在牙膏盒上标明“氟化物有毒，刷牙后不能残留”字样的警句，提示人们防患于未然。

（5）老人慎用。50岁以上的人各器官功能降低，出现内分泌失调，极易产生骨质疏松症，如果再用含氟牙膏，无疑是火上加油。

（6）在使用含氟牙膏之前，必须进行防止氟中毒的教育，正确掌握刷牙方法，刷完牙后必须将牙缝中残留的牙膏彻底清除干净，更不能将牙膏和漱口水吞入腹中。

6. 含氟牙膏应用的小提示

提示一：
高氟地区，不要使用含氟牙膏

许多家长在购买牙膏的时候为了保障孩子牙齿健康，也多会选择含氟牙膏。科学实验表明氟牙症通常多发生在婴幼儿时期，特别是6岁以前儿童牙齿发育的关键时期，这其中含氟牙膏的使用是儿童每日氟吸收的主要来源、长期使用就会成为引起氟斑牙的重要原因。那么儿童牙齿如何保健？

儿童用含氟牙膏的时候，要用儿童牙膏，不要与成人牙膏混用，因为儿童牙膏的含氟量要比成人的低，尤其对那些含漱技巧还掌握得不是很好的孩子，像两三岁的孩子刚刚开始刷牙，他有时候吐不好，有时候又吞下去了，这时候一般建议暂时不用牙膏。

提示二：
3岁以前的儿童不要用含氟的牙膏

含氟的儿童牙膏越来越多，儿童在使用含氟牙膏时误食的比较多就会有害处，所以专家提醒学龄前儿童使用含氟牙膏时一定要控制用量。

学龄前儿童使用含氟牙膏时，一般挤到牙刷上一公分以内，一般是豌豆大小就可以了，刷完以后，要把牙膏吐掉，漱干净，不要吞下去。

提示三：
学龄前儿童使用含氟牙膏时每次用"黄豆"大小的膏体的用量

氟是人体必需的一种微量元素，像任何一种微量元素一样，它都有一个适宜而安全的应用范围。现在已经有部分商家在推广其含氟产品的同时在产品包装上注明了使用的用量，同时为了更好地保护牙齿的健康，建议消费者不要长期使用同一种牙膏，经常更换牙膏的种类。

（四）智慧之源——碘

1. 碘的基本知识

碘是人体必需微量元素，人体内约含碘30毫克，约80%分布在甲状腺中。仅仅这一点量的碘，在机体的生长发育和新陈代谢中却发挥着举足轻重的作用。碘的生物化学功能主要是通过甲状腺激素表现出来的。因此，机体一旦缺碘，就会对生长发育和新陈代谢产生很大的危害。

2. 碘在人体中的作用

甲状腺激素是人体正常代谢中不可缺少的激素，对机体的作用复杂而强烈。甲状腺激素不仅刺激蛋白质、DNA（即脱氧核糖核酸，是染色体的组成成分，也是基因的组成材料，有时被称为“遗传微粒”）、RNA（核糖核酸，是遗传信息的载体）的合成，还参与糖、脂肪、维生素、水和盐类的代谢。

另外，甲状腺激素对高等动物的生长发育非常重要，尤其是神经系统。人类胚胎期缺乏甲状腺激素神经系统发育、分化受影响出生后智力低下。儿童期缺乏甲状腺激素则体格、性器官发育障碍，出现呆小症。成人缺乏时主要表现为反应迟钝、基础代谢率低、浑身无力，严重缺乏时使细胞间水潴留，引起黏液性水肿。甲状腺激素合成分泌过多表现为过度兴奋、易激动、基础代谢率升高、突眼、多饮多食、进行性消瘦等甲状腺功能亢进症状，严重时可发生甲状腺危象。

3. 食物补碘与生理需要知多少

人体所需的碘主要通过饮食和饮水提供，由食物提供的碘占人体需碘的90%以上，其中以海产品中含量最高，可达2000微克/千克。碘在消化道几乎完全被吸收，钙、镁、氟对吸收有一定的影响。碘进入血液后迅速富集于甲状腺主要经肾脏排泄。人体对碘的需要量随年龄、性别、体质及生理状态而变化，一般日供应量在150 ~ 500 微克。我国规定加碘食盐的碘含量不低于20毫克/千克，日耗盐量5～6克。

4. "缺碘"不容忽视

碘，作为一种非金属元素，表面看来，似乎并没有什么特别惊人之处，但其神奇作用确实非同一般。早有"缺碘凶于疫，病残猛于虎"之说，这绝非耸人听闻。"孕妇缺碘，胎儿危险；儿童缺碘，智力缺陷；成人缺碘，体质衰弱；老年缺碘，疾病易患"就是很好的佐证。正因为如此，人们称碘为生命元素、智慧元素。缺碘是世界上已知导致人类智力损害的最主要原因。碘既是世界上已知导致人类智力损害的最主要原因，也是人类生长发育、新陈代谢的重要微量元素，还是影响人智力发育的不可缺少的元素。尤为可怕的是，缺碘的危害是多方面的、永久性的、不可逆的、不可治愈的。其主要危害为：①地方性甲状腺肿，即大脖子病、克汀病、亚克汀病；②老年病，即糖尿病、老年痴呆、耳聋；③生殖系统病变，丧失生育能力；④轻度缺碘引发的潜在性智力损害和智力低下；⑤中耳及内耳病变，造成听力障碍；⑥皮质内分泌障碍，造成皮肤粗糙或过早萎缩，弹力纤维减少；⑦内分泌受损，如脑垂体增生或增大，甲状腺肿大，肾上腺皮质增生，胸腺增生或萎缩、胰岛增生；⑧骨骼发育障碍，骨质疏松；⑨诱发癌症，甲状腺癌、乳腺癌等；⑩孕妇妊娠期缺碘，引发流产、早产、死胎及胎儿畸形、先天性甲状腺功能低下；⑪影响胎儿和新生儿中枢神经系统及脑的发育成熟，造成精神发育迟缓，智力落后，导致痴、呆、聋、哑、傻；⑫幼儿、少儿停止生长发育，身材矮小，瘫痪，呈特殊丑陋面容。

如此等等，碘缺乏引起的症状不下百种，缺碘对人的生殖系统、骨骼系统、神经系统，以及内分泌、听力、皮肤、肾脏、肝脏、心脏等均有影响，既致病又致残，虽可防，但不可治愈。

5. "补碘"要防"过碘"

由于地质地理条件等方面的差异，碘在全球的分布很不均匀，各地区碘含量的平均值差别很大，加上各地区生活水平的悬殊，人体碘摄入量在地域上有明显的不均一性。我国是地方性缺碘甲状腺肿流行的国家之一，其分布广泛，多出现于海拔高，距海远，交通不便的经济不发达地区，如燕山山地、太行山地、大别桐柏山地、西南高原山地、天山山地、昆仑山地、阿尔泰山地、青藏高原和偏居内陆的省份，且患病严重程度与碘缺乏程度相符合。然而在我国沿海地区及发达城镇，由于海水及各种海产品乃至空气中碘含量均较高，加上不加区分地全民补碘，高碘症已经出现，并呈上升趋势，在日本、澳大利亚等岛国也有类似现象，早在20世纪60、70年代，高碘性甲状腺肿就有临床发现。然而，碘过量给人造成的危害却鲜为人知，没有引起足够的重视，更不要说去进行有关高碘病的环境地球化学研究。其实，摄碘过量不但无益，反而同缺碘一样也会给人造成危害，如引起智力低下、高碘甲状腺肿、碘性甲状腺功能亢进、甲状腺炎，甚至甲状腺癌和碘中毒等；此外，长期饮用高碘量水，对心血管会有损害并有诱发其他疾病的可能。上述高碘病中高碘甲状腺肿较为多见，根据碘的来源和已有资料可以大致划分如下类型：

（1）药物性高碘甲状腺肿：长期以来人们习惯地认为甲状腺肿就是缺碘形成的。40年代后发现，药理剂量的碘也可以引起甲状腺肿或甲状腺功能低下。

（2）食物性高碘甲状腺肿：1965年日本首次报道了北海道海滨居民由于食用海带过多而引起食物性高碘甲状腺肿。在我国山东日照县居民因食用海带盐和海带盐咸菜也引起食物性高碘地方性甲状腺肿，在北部湾海滨的广西北海市郊区、福建的平岛也有地方性甲状腺肿的报道；海南省沿海地区也有类似现象，特别是一些大陆人，来岛之前没有甲状腺肿、甲状腺功能亢进等疾病，上岛后不久即表现明显。

（3）水源性高碘甲状腺肿：1978年我国河北省首先报道渤海湾海滨渔民，由于饮用高碘深井水，引起水源性高碘甲状腺肿；在山东省也查明有比较广泛的水源性高碘地方性甲状腺肿区；在内陆地区，如新疆奎屯-乌苏山前的倾斜平原、山西的孝义县、河北的新城县也有发现；在油田矿井区，矿井水含碘量可高达每升10000微克，其附近深层地下水碘含量也在每升1000微克左右，高于普通饮用水100倍，如山东的滨县、利津等地就是这样。

（4）地势低洼区的高碘甲状

腺肿：山地、丘陵区由于剥蚀作用使得碘流失，而在地势低洼区造成碘的积累形成高碘病区，如山西的孝义县、清徐等县。

（5）人为性高碘甲状腺肿：由于人为因素造成的食物高碘地方性甲状腺病，如山东日照县。

（6）环境污染性高碘甲状腺肿：由于环境污染造成局部碘过量而导致高碘甲状腺肿。

6. 科学食用含碘盐

碘是人体生命活动中不可缺少的一种微量元素。我国是碘缺乏病较严重的国家。因此，食用碘盐是全民消除碘缺乏病的一项重要措施。所谓碘盐就是将可溶性的碘酸钾以1∶20000～1∶50000与食盐均匀混合制得。但是由于人们缺乏正确使用碘盐的科学知识，常常使碘元素在烹调过程中就被损失，那么如何使用、保管和科学地食用碘盐呢？

（1）避光密封保存。买回来的碘盐应存放在有色玻璃容器中，用后加盖保存，最好随吃随买，不要长时间放置、保存后食用。

（2）避免爆炒、久炖，长时间蒸煮。因碘盐受热分解出碘，碘易挥发，所以炒菜做汤时，要晚放盐。

（3）避免加醋和酸性物质。碘元素在酸性条件下，极易遭到破坏，食用率大大降低。

（4）避免使用动物油。动物油易与碘发生化学变化，使其挥发失效，而植物油性质稳定，不易与碘发生化学变化，所以食用碘盐时用植物油炒菜、烧汤较好。

7. 服用碘剂的常见误区

误区

居住于沿海的居民不需要补碘

海盐和普通海鲜的含碘量很微少，经测定每公斤海盐只含一百至几百微克碘。如果按成人每天基本需碘量150微克计算，以成人每天吃5～6克盐计，每天可从海盐中摄入的碘只有1～2微克，远不能满足人体需要。

此外，据我国《食物成分表》载，每1000克海鱼含碘200微克左右，每天至少吃750克才能保证人体正常需碘量(150微克)。这种食量对于绝大多数人来说是较难以保证的，因此认为有时吃海鲜就不缺碘，是不对的。常见海产品中的含碘量如表12所示。

表12　常见海产品中的含碘量

食物名称	每百克含碘量(毫克)
干海带	24.000
干紫菜	1.800
鲜鲐鱼	0.014
鲜黄花鱼	0.012
干鱼肚	0.048
蚶(干)	0.240
干贝	0.120
海参(干)	0.600
海蜇(干)	0.132
龙虾(干)	0.060
海盐	0.0006～0.0096

8. 碘的新发现

经常和电脑为伴的办公室一族，应该多多注意碘的摄取，因为碘元素可以有效拦截电磁辐射对人体的侵害。

电脑本无害，保健在自身

当今社会电脑能大大提高工作效率，但是，一些人操作电脑一段时间后，感觉有头痛、手臂酸痛、腰痛、眼花等症状，于是就归咎于电脑，可殊不知只要您做到以下几点，这些小毛病都是可以避免的。

（1）要注意休息。适当的休息是必要的。对电脑操作人员，连续工作2～3小时后应休息15分钟，同时站起来活动一下四肢。

（2）保持良好的工作习惯。电脑操作者不宜一边工作一边做其他事情。如一边工作一边吃东西，这样会引起胃肠功能失调，造成消化不良，而且这种工作习惯，也会降低工作效率。此外，电脑荧光屏表面会积存大量静电荷，其聚集的灰尘会在操作者打开屏幕时散发到人的脸面及双手的皮肤上。如果平时不注意清洁脸部和手部的皮肤裸露部分，时间久了，会发生难看的斑疹，严重者会引起皮肤病变。因此，操作者工作完毕后应及时清洁皮肤。

（3）加强营养。主要加强富含维生素A的食物。因为电脑操作者在荧光屏前用眼工作时间过长，视网膜上很多杆状细胞中的视紫红质会被消耗，而视紫红质主要由维生素A合成。因此，应多食富含维生素A的食物。平时，还应多饮绿茶，保护人体的造血功能。

（4）讲究工作环境。电脑工作室的光线要充足，但不要过亮，且避免直射光线照射在荧光屏上而产生干扰光线条纹。如果是空调房，则要注意保持空气的流通，定期清扫灰尘。

（5）工作姿势要正确。电脑操作者的正确姿势为：电脑屏幕中心位置与操作者的胸部处于同一水平线上，眼睛与屏幕的距离应在49～50厘米。在操作过程中，要经常有意识地眨眨眼睛，也可以闭上眼睛休息一会儿，以调节和改善视力。

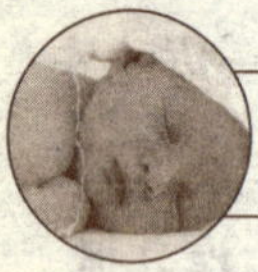

（五）健康能手——铜

1. 铜的基本知识

铜在人体的含量尽管其含量极低，但却遍布全身的组织与器官。铜离子还是人体内30多种酶的活性催化剂，对人体新陈代谢起着重要的调节作用。缺铜如同缺铁、缺锌一样，也会导致人体贫血。尽管血红蛋白里没有铜，但铜是铁造血的重要辅佐原料，没有铜，铁则难以发挥其应有的功用。人体内血浆铜蓝蛋白多功酶就含有较多的铜，这种酶参与体内铁的代谢，能使难以吸收的二价铁氧化成容易吸收的三价铁。

2. 铜在人体中的作用

（1）参与维持造血功能。

（2）参与酶的组成和活化。

（3）影响能量代谢。

（4）参与免疫功能。

（5）维持血管壁的完整性。

（6）保持毛发正常的色素结构。

3. 大脑的“益友”

铜与锌、铁等一样都是大脑神经物质的重要成分。如果摄取不足可致神经系统失调，大脑功能会发生障碍。铜缺乏将使脑细胞中的色素氧化酶减少，活力下降，从而使记忆力衰退、思维紊乱、反应迟钝，甚至步态不稳、运动失常等。要有一个健康灵活的大脑，是离不开铜元素这个益友的。

4. 心脏的"卫士"

当人们将心脏病的原因单纯归咎于脂肪、高胆固醇饮食时，美国科学家提醒人们：绝对不可忽视铜元素的缺乏。铜元素在人体内参与多种金属酶的合成，其中的氧化酶是构成心脏血管的基质胶原和弹性蛋白形成过程中必不可少的物质，而胶原又是将心血管的肌细胞牢固地连接起来的纤维成分，弹性蛋白则具有促使心脏和血管壁保持弹性之功能。因此，铜元素一旦缺乏，此类酶的合成减少，心血管就无法维持正常的形态和功能，缺铜还会影响心脏的生物电活动，引起心肌兴奋性和传导过程紊乱，在心电图上出现ST段压低，房性心动过速及传导阻滞等，从而导致冠心病的发生。

5. 抗衰老的"能手"

人体的衰老是因为体内的自由基的代谢废物起着相当大的作用，又是多种老年疾病的祸根。其中的羟自由基，毒性最强，不但会通过脂质过氧化反应损害细胞膜，而且会破坏细胞核的遗传物质，导致细胞死亡。此外，还可使许多重要酶的活性降低甚至消失。研究表明，含铜的金属硫蛋白、超氧化物歧化酶等具有较强的清扫此种代谢废物的功能，保护人体细胞不受其害，可见铜元素在抗衰老中有举足轻重的地位。

6. 流感的"天敌"

最近有研究机构找到了一种预防"流行性感冒"的最简便办法，那就是将一种普通维生素C与铜元素结合起来服用，即可收到良好的效果。实验证明，人体摄入足够的铜，可在侵入人体的流感病毒表面聚集较多的铜离子，从而为维生素攻击流感病毒提供有效的"靶子"。维生素C与病毒表面的铜离子发生作用，构成一种可以分离的含有活性氧离子的不稳定化合物，促使含有蛋白质的病毒表面发生破裂，进而置病毒于死地。为此，专家将维生素C与铜元素称为一对防治流感的最佳"搭档"。

7. 防治白发的"灵丹"

人的头发为何早白?体内缺铜是一个重要原因。缺铜可使人体内的酪氨酸酶的形成困难，导致酪氨酸转变成多巴的过程受阻。多巴为多巴胺的前体，而多巴胺又是黑色素的中间产物，最终妨碍黑色素的合成，遂引起头发变白。欲求黑发不衰，补足铜元素是有效的一招。

8. 人体催眠剂

对失眠的发病机制，过去人们普遍认为是由于长期精神负担过重，忧虑过度，脑力劳动者劳逸结合长期处理不当等因素引起的。殊不知身体中缺乏微量元素铜，也是导致失眠的发病原因之一。最近美国医学家曾对400名健康、但睡眠欠佳或长期失眠的女性进行成分分析时发现，这些人血液中的铜和铁含量偏低，但铝含量却偏高。医学家认为，铜与神经系统关系密切，体内缺铜会使神经系统的内抑制过程失调，使内分泌系统处于兴奋状态而导致失眠，久而久之可发生神经衰弱、长期失眠。根据上述原因，美国医学专家建议失眠的人多补充富含铜元素的食物，多食常食以下含铜较丰富的食物，就会改变失眠症状，至少对失眠者有作用。富含铜微量元素的食物有：乌贼、鱿鱼、章鱼、蛤蜊、淡菜、河蚌、田螺、泥螺、蟹、虾、泥鳅、黄鳝、羊肉、肝、肾、蘑菇、黑木耳以及豌豆、蚕豆、玉米及其豆制品等等。

9. 生活小提示

贫血补铁＋补铜

血液是构成人体和维持生命活动的基本物质。在形形色色的贫血患者中，以营养性缺铁性贫血最为多见，近年缺铜性贫血也不少见。

营养性缺铁性贫血，是体内缺乏铁元素而使红细胞生成遇到障碍，导致血红蛋白下降的一种疾病。实践证明，体内缺铁往往伴随缺铜，常被人们所忽视。

铜是人体内必需微量元素之一，铜能促进铁的吸收利用，促进红细胞的成熟和释放。铜与铁相互依赖，密不可分。铜为许多酶的组成成分，直接参与造血过程。缺铜时由于铜蓝蛋白减少，血红蛋白合成受阻，导致铁的吸收和利用减少，从而加重贫血。这种贫血单纯补铁无效，必须同时补铜剂。

缺铜性贫血主要表现为面色苍白，四肢无力，食欲不振，精神萎靡，容易疲劳，生长发育缓慢，肝脾肿大，慢性腹泻等。因缺铁、缺铜导致红细胞成熟障碍，红细胞数量减少，故临床表现为低色素小细胞性贫血，患者大多为婴幼儿、体弱的老年人或多病的中年人。

现代人由于生活条件的明显改善，多吃精细食品，少食粗粮和天然食品，故铁、铜等元素常摄入不足。

缺铜性贫血的治疗，关键是补充足够量的铜铁元素。因铜在人体内不能贮存，故必须每天从外界摄取，方能奏效。补充方法有两种：食补和药补，以食补为佳，既安全可靠，又无副作用。

◎**食补法：** 平时注意科学调理饮食，合理搭配主副食，适当多食些含铁铜较丰富的食物，如肝、肾、心等动物内脏、牡蛎和鱼虾等水产物，荞麦、红薯等粗粮，核桃、葵花子和花生等坚果类，以及豆制品、蘑菇和黑木耳等。喜食甜食者要特别警惕，多食含糖量高的食品能导致缺铜，因糖代谢过程中需消耗一定量的铜。对贫血患儿，家长应严格限制其进食过量的糖果、饼干等高糖食品。

◎**药补法：** 口服硫酸铜片剂，每天3 ~ 5毫克，若超过10毫克则对人体有害。

（六）抗癌能手——硒

1. 硒的基本知识

硒是人体必需微量元素之一，在人体中含量较低，约为14 ~ 20毫克，主要分布在人体的肝、胰、肾、心脏、脾等器官。硒在体内数量虽少，但它对人体的正常生理功能的维持却起着极其重要的调控作用。硒可以与谷胱甘肽过氧化物酶(GSH-Px)结合，对于细胞膜有保护作用。硒还另有对重金属解毒功能和抗肿瘤作用等。

2. 硒在人体中的作用

（1）参与体内多种酶的构成及生理功能：谷胱甘肽过氧化物酶、磷酸过氧化氢谷胱甘肽过氧化物酶、5'–脱碘酶、辅酶A和辅酶Q。

（2）对重金属有解毒作用。

（3）维持正常心脏组织结构的必要物质。

（4）增强机体的免疫功能。

3. 抗癌能手

科学家已经证实，硒是红细胞中的抗氧化剂的重要成分，充足的硒可促使这种抗氧化剂有效地将人体内的过氧化氢转变为水；此外，含有硒的多种酶能够调节甲状腺的工作，参与氨基酸等的合成。

硒能够增强人体的抗癌能力和提高其免疫力。在满足营养需要的情况下，每天补充200微克硒，对免疫功能具有显著的刺激作用，淋巴细胞和中性粒细胞的生成量可大量增加。这两种细胞都具有破坏肿瘤细胞的作用。根据流行病学调查，补硒对减少前列腺癌、肺癌和肝癌的发生作用最为明显。研究人员进行的防癌实验表明，在每天服200微克硒制剂的人群中，癌症总死亡率降低了50%，总发病率降低了37%。其中，前列腺癌的发病率降低了63%；结肠癌的发病率降低了58%；肺癌的发病率降低了46%。尤其是在开始进行实验时体内硒浓度最低的人补充硒以后，这种抗癌作用更为明显。硒还能防止人体免疫力低下。研究还显示，一些老年人在每天服用含100微克硒的酶制剂6个月以后，他们的免疫力全部恢复到了年轻人的水平。

4. 硒能解重金属之毒

硒与癌症的关系是微量元素硒研究中最为关注的领域之一。伴随血硒降低的癌症有：胃肠道肿瘤、口腔癌、鼻咽癌、膀胱癌、食管癌、胰腺癌等。可见硒与人类多种癌症的发病率呈负相关。硒化合物能抑制致癌物诱导的DNA（即脱氧核糖核酸，是染色体的组成成分，也是基因的组成材料，有时被称为“遗传微粒”）共价化合物的形成、DNA氧化损伤和DNA甲基化，抑制微核形成和染色体畸变。硒对早期恶性转化细胞的细胞增殖和细胞周期有明显作用，例如，利用亚硒酸钠在早期就能阻断大鼠胃黏膜损伤，降低胃黏膜上皮细胞异倍体发生率，预防和抑制胃癌发生，而且在此过程中硒还可能参与调节肾上腺皮质。研究硒的抗癌作用，其目的之一就是寻找硒的具有某种化学防御功能的低毒性形式。以往大多数研究结果认为，硒化合物只在高剂量下才有抑癌效果，而高剂量补硒会造成较大毒副作用。近来应用纳米技术制得纳米红色元素硒在抗癌实验中采用较低的营养剂量，即可显著抑制荷瘤小鼠的瘤重并显著提高小鼠免疫力。提示纳米红色元素硒抑制肿瘤并降低毒副作用的可能性。与此相关的研究结果还有，呼吸道肿瘤的硒蛋白水平和肿瘤发生危险度的负相关性；皮肤癌和胃肠道癌的发病率、死亡率与硒的地理分布的负相关性等。硒的防癌抗癌机制尚不明确，大致可能为:抗氧化作用；抗致突变作用；抑制癌细胞cAMP代谢途径；增强机体免疫系统功能。

5. 硒与克山病、大骨节病

克山病病因不明，可能缺硒或(和)有其他营养因素参与发病，亦有人认为与病毒感染或食物真菌毒素中毒有关。流行病学研究表明，本病好发于贫困山区、自产自给的农村，曾先后在我国的黑、吉、辽、蒙、晋、冀、鲁、豫、陕、甘、川、滇、藏、黔、鄂等15个省、自治区的309个县镇发现本病。在发病时间上有明显的多发年和多发季节，急型多发于东北和西北地区的冬季，而亚急型多发于西南和华东地区的夏、秋季。在人群分布上，多发于生育期妇女和断奶后的幼儿。

克山病是一种地方性扩张型心肌病，主要表现为心脏扩大和心力衰竭，其发病形式可以为、急型、亚急型、慢型和潜在型。死亡原因多为严重心力衰竭、心源性休克或猝死。

预防克山病可以口服亚硒酸钠，每10天口服1次，1 ~ 5岁每次1毫克，6 ~ 10岁2毫克，11 ~ 15岁3毫克。16岁以上4毫克，非发病季节停药3个月。改变饮食习惯，严防偏食，改善营养条件，改善水质。孕妇、产妇和儿童更应补充蛋白质、维生素和人体必需的微量元素。

大骨节病是一种地方性变形性骨关节病，国内又叫矮人病，国际上称为Kaschin-Beck病，多发生在山区和半山区，平原少见，多发生于儿童和青少年。对于大骨节病的发病地区，人体内含硒量缺少严重，可用含硒的药品加以治疗。口服0.1%的亚硒酸钠水溶液治疗儿童大骨节病有显著疗效。

6. 科学补硒

人体内硒元素一定要保持平衡，才能预防因缺硒或过多硒引起的疾病。若要保持人体内硒元素的平衡，可以通过科学补硒。所谓科学补硒，就是指对一般的人们可以通过合理膳食，获得相应的硒含量，维持硒元素在人体内的平衡来预防缺硒症；对于严重缺硒的人，要结合药物治疗；对缺硒不很严重的人们可以通过吃含硒的保健品，加以辅助治疗。如市场上出售的“锌硒宝”和“黄金搭档”等，均能平衡补足人体内缺少的硒元素。所谓合理膳食，就要求人们在饮食中不能偏食，不能长期吃单一食物，如长期吃方便面等，也不能长期饮用纯净水，而应该吃多样化膳食。鱼、龙虾以及一些甲壳类的水产品，含硒量极为丰富；动物的心、肝、肾等脏器也含硒较丰富；蔬菜中如荠菜、芦笋、豌豆、大白菜、南瓜、洋葱、番茄等含一定量的硒，香料菜中的大蒜含硒量特别多；井水、矿泉水里也有硒。因此，人们在饮食过程中，应自觉的经常吃以上的菜和多喝烧开的井水及矿泉水，多样化的膳食，能有效地预防人们普遍的缺硒现象，增强人们的体质，促进人体健康。

（七）其他微量元素成员

1. “钼”不邪视

钼是人体必需的微量元素之一，体内含量很低，需要量很微少，但对人体健康有重要影响，缺乏或过多均可引起一定的疾病。

在自然界中，钼不以纯金属状态存在，它与其他元素缔合。在钼的5种氧化状态（2～6价）中，最主要是四价钼和六价钼。

人体消化道易吸收可溶性钼化合物，不吸收不溶性钼化合物。钼在血液中以钼酸盐的形式与α_2-巨球蛋白结合；在红细胞膜上也有钼与蛋白、膜收缩蛋白的结合。肝、肾的钼浓度最高，肾上腺、长骨较低，钼保留少。钼主要是通过含钼酶对人体产生作用，含钼的酶在碳、硫、氮循环的基础代谢中起催化作用。在人体，钼是醛氧化酶、黄嘌呤氧化酶/脱氢酶和亚硫酸盐氧化酶的必需成分，所有这些酶都催化氧化还原反应。前两种酶参与嘌呤的最终代谢；后一种酶涉及亚硫酸盐氧化成硫酸盐，作为一种辅助因子，钼蝶呤使钼原子固定于涉及硫和碳循环反应的一个蛋白质的活性部位。重度大脑萎缩与这种辅助因子缺乏有关。

钼的两面性：钼具有两面性，要正视钼。高浓度钼可刺激上呼吸道；钼化合物易于穿透胎盘屏障。过量摄入钼与高尿酸血症和低铜水平有关，易致钼中毒，表现为痛风样症状。铅毒性的治疗是支持性的，钼酸根离子能与铅结合，促使铅从大便中排出。在钼摄入后最初1 ～ 2小时可用肠道清除污染的常用措施（灌洗呕吐、活性炭）。人群中存在明显的血钼水平的个体差异，钼的分析是困难的且易受污染，目前选用的方法为中子活化和原子吸收。钼毒性增加与铜和硫酸盐缺乏的联系提示，富含这些物质的饮食可促进慢性钼摄入的恢复，有效性尚待进一步研究。

如何从饮食上补充微量元素——钼

钼的摄入量与膳食有关，钼存在于许多食物中，尤其是菜根、大麦、肝和豆类等。食物的含钼量，按每100克所含毫克计：肝、肾为20 ～ 10毫克，鸡蛋为21 ～ 84毫克，小鸡15 ～ 60毫克，鱼3 ～ 10毫克，小麦胚芽67 ～ 134毫克，多叶蔬菜4 ～ 90毫克，花生25毫克。牛肉、羊肉中颇丰，以牛肾最高，每100克牛肾中含钼0.1毫克。因含钼的食物不多，就更须注意不要偏食，除素食者外，钼一般不会缺乏，只是存在经常性长期偏食。

抗癌的“四大金刚”之一：钼与硒、铁、碘堪称人体防癌的“四大金刚”。许多癌病，如食管癌、肝癌、直肠癌、宫颈癌、乳腺癌等都与缺钼有关。钼酶参与细胞内电子的传递，影响肿瘤的发生，具有防癌抗癌的作用。钼离子能促进细胞内氧化还原过程，特别是抑制亚硝基的致癌作用。

钼的抑癌机制是个复杂的问题，尚不十分清楚，可能通过的途径是：首先在体内减少致癌物吸收，加速其解毒与排泄；当致癌物进入靶器官时，钼可能起到与其竞争的作用，以减少对DNA（即脱氧核糖核酸，是染色体的组成成分，也是基因的组成

材料，有时被称为“遗传微粒”）大分子的侵袭和增强靶器官DNA的修复能力。

2. 长寿因子——铬

铬是人体葡萄糖和脂质代谢的必需微量元素之一，是机体内胰岛素正常工作的辅助因子。此外，铬还能修复、激活胰岛细胞，对调节血糖，降低血脂，预防心血管疾病，增强机体免疫功能有益。

具研究人员调查，发现长寿老人的血铬含量较高。随着年龄的增大，人体中血铬浓度会逐渐降低。人过中年后，如血铬持续降低易导致糖、脂代谢紊乱和动脉硬化，进入老年后，这些病理变化进一步加强，会导致心血管疾病的发生和加重，免疫力下降，所以老年人应注意补铬。

糖尿病患者补铬知多少：2型糖尿病与饮食结构密切相关，据研究表明：铬是葡萄糖耐量因子的组成部分，对调节糖代谢、维持体内正常的耐量起重要作用，铬还作用于葡萄糖代谢中的磷酸变位酶。如果缺铬，这种酶的活性就下降，必然影响到糖耐量，人吃进的淀粉可以分解为葡萄糖，在胰岛素和铬的共同作用下完成糖代谢，缺乏二者之一都将会发生糖尿病。胰岛素调节血糖浓度的作用受到铬的支配，血铬在人体内形成一种特殊物质，而胰岛素只有在这种物质的作用下，才能维持血糖的平衡。

食疗补铬

糖尿病患者需要补充500微克以上的有机铬，对治疗才有利。补充铬时应注意无机铬的吸收率很低，有机物生成的自然复合物中的铬较易被吸收。铬的主要食物来源有：胚芽米、米糠、苹果皮、动物肝脏、红糖、海产品、坚果、啤酒等。红糖中铬的含量比白糖高6倍(胚芽米中铬的含量是大米的10倍；啤酒酵母中，主要以葡萄糖耐量因子形式存在的，铬有10%～25%较容易被吸收。啤酒酵母和家畜、家禽肝脏不仅含铬较高，而且所含的铬活性也大。实践证明：日本人寿命在世界上名列前茅，原因之一是日本人普遍食用糙米、胚芽米、全麦面包，它们富含铬元素。同时，营养学专家建议糖尿病患者每日分次口服食母生片（干酵母片）2克。据临床观察：这对控制血糖有一定作用。

铬与动脉粥样硬化的关系：缺铬是糖尿病和动脉粥样硬化之间的共同环节。低铬食物能使糖耐量降低，也能引起动脉硬化症。在食物中加入含铬化合物可使糖耐量恢复，也可预防和控制动脉粥样硬化的发生。冠心病患者血中铬含量明显低于正常人，铬缺乏可使在循环中的胰岛素水平增高，最终导致动脉硬化。补充铬可降低胆固醇及总胆固醇水平，减少动脉硬化的发生。

缺铬主要表现在葡萄糖耐量受损，并可能伴随有高血糖，尿糖。每日在膳食中补充500微克以上的有机铬对治疗糖尿病有利。缺铬导致脂质代谢失调，易诱发冠状动脉硬化导致心血管病。每日在膳食中补充200微克以上的有机铬对治疗高脂血症有利。

3. "锰"不显眼

锰是人体必需的微量矿物元素之一，是构成正常骨骼时所必要的物质。虽然人类在正常膳食条件下没有锰缺乏的报道，但在日常疾病诊治中仍然经常遇到因锰缺乏而导致的各种病症。

锰在人体内总含量为200～400微摩尔。锰在人体内一部分作为金属酶的组成部分，一部分作为酶的激活剂起作用。含锰酶包括精氨酸酶、丙酮酸羧化酶和锰超氧化物歧化酶；由于锰可以刺激许多酶的作用，对脂肪的利用有直接的帮助，还可以帮助胆碱利用脂肪。锰可特异性的激活转葡萄糖苷酶、磷酸烯醇式丙酮酸羧基激酶和木糖转移酶。这三种酶在骨骼形成过程中起重要作用。对水解酶、激酶、脱羧酶和转移酶的激活为非特异性的。同时锰还对重症肌无力患者有很好的康复作用。除此之外，锰还可以消除疲劳，帮助消化，使人精神焕发；有助于预防骨质疏松症，保持健康的体形；能增强记忆力，使人更聪明；有利于缓解神经过敏和烦躁不安。

缺乏锰的动物出现生长迟缓、骨骼异常、关节畸形、平衡不良、运动失调、生殖功能障碍以及碳水化合物和脂肪代谢紊乱等。有些动物增加胆碱及肌醇的摄取量，可以预防上述症状。年轻的雄性动物缺锰时会丧失性能力，年轻的雌性动物轻微缺锰时，会产生类似人类肌无力的疾病。怀孕时供给适量的锰，可预防某些遗传性疾病或红斑狼疮。人类在正常膳食条件下虽无锰缺乏的报道，但全肠道外营养时，如果膳食中未添加锰，则短期内即会出现皮炎、低胆固醇血症等。尚未发现过量摄入锰会带来副作用，但大量摄取钙和磷时，会妨碍锰的吸收。

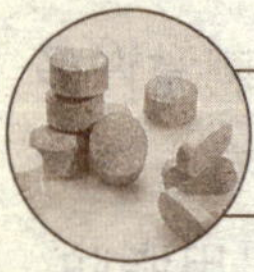

（八）生命之本——钙

1. 钙的基本知识

钙是人体内最丰富的矿物质，参与人体整个生命过程，从骨骼形成、肌肉收缩、心脏跳动、神经以及大脑的思维活动、直至人体的生长发育等等，可以说生命的一切都离不开钙。所以说“钙是生命之本”。

2. 钙在人体中的作用

（1）构成骨骼和牙齿。

（2）维持所有细胞的正常生理状态，如：心脏的正常搏动。

（3）控制神经感应性及肌肉收缩，如：减轻腿抽筋，帮助肌肉放松。

（4）帮助血液凝固。

（5）减轻经前症状。

（6）减少疲劳，加速精力恢复。

（7）增强人体抵抗力。

3. 钙平衡的“正”与“负”

（1）正钙平衡：当人体内吸收的钙大于排泄的钙时，医学上称之为正钙平衡状态。只有在正钙平衡状态，人体内才能有充足的钙供给骨骼建造新骨，补充生长发育过程中肌肉、大脑、血液及其他组织器官所需要的钙。严格地说，人在儿童期、青春期、成熟期均应保持正钙平衡状态，适当增加钙的供给量并改善钙的吸收，以保证顺利健康地成长。

（2）负钙平衡：当人体内吸收钙小于排泄钙时，称之为负钙平衡状态。人进入老年期，由于体内组织器官功能减退以及骨钙丢失的加速，吸收的钙不能补偿排泄钙，体内容易处于负钙平衡状态。这时机体为保证生理功能的正常发挥，就要动用骨库的钙来维持体内的钙平衡。虽然每日动用的骨钙是微不足道的，可是缓慢持续地动用骨钙，终究会使骨钙亏空，发生骨质疏松、骨折等病理变化。

4. 钙搬家、钙反常

由于机体长期缺钙，甲状旁腺长期受缺钙的刺激，始终处于亢进状态，持续过量分泌甲状旁腺激素，溶解骨钙，导致骨钙含量减少，血液、软组织、血管、肾脏、脑中的钙含量反而增加，这种现象就称为钙搬家、钙反常。钙反常使钙沉积在血管壁上，使血管失去弹性，导致动脉硬化，促进原发性高血压的发生。骨中的钙含量减少，既可导致骨质疏松，而局部钙的异常沉积，又可导致骨质增生。这些器官的病理改变，人们通常认为是钙增多而引起的，事实恰恰相反，这些现象均是由于缺钙而引起的。

5. 钙的每日摄入量和日生理需要量有什么不同

钙的日生理需要量是指人体每天应通过肠道吸收入血，以维持生理活动的量。因为钙在人体内存在着吸收和排泄的动态平衡，因此必须每天摄入一定量的钙予以补充，才能保证机体各种生理功能的正常发挥和生命过程的进行。钙的日摄入量和日生理需要量是不同的。每日摄入量是以人体对营养素需要的科学研究为基础，经过人体对钙吸收和利用情况以及食物中钙的吸收情况研究后，推荐给人们的一个服用量，只有按照这个量服用，才能保证身体每日所需的生理需要量来维持生命活动。所以钙的每日摄入量和每日生理需要量是不一样的。

6. 补钙小知识一

（1）人体为何缺钙：任何营养物质的缺乏不外乎三点：摄入不足、吸收减少、消耗增加。婴儿缺钙主要是因为其母亲在怀孕期间钙摄入不足，或者是母乳中的钙含量过少；幼儿、学龄儿童、青少年缺钙主要是因为饮食搭配不合理，含钙食品摄入过少。吸收减少主要原因有维生素D合成障碍导致的肠道钙吸收障碍；另外是受疾病的影响，如腹泻、肝炎、胃炎、频繁呕吐等，致使钙吸收不良或钙大量的流失。消耗增加指的是体内钙的需求量增加，如婴幼儿时期、青春期骨骼生长迅速，骨钙大量沉积，血钙浓度减少，又如妊娠期钙大量通过胎盘运送给胎儿，导致母体自身钙的缺乏等等。因此，可以说引起钙缺乏的原因是多方面的。

（2）孕期缺钙对胎儿的影响：胎儿缺钙容易得先天性佝偻病，胎儿得不到足够的钙，很容易发生新生儿先天性喉软骨软化病，当新生儿吸气时，先天性的软骨卷曲并与喉头接触，很易阻塞喉的入口处，并产生鼾声，这对新生儿健康是十分不利的。更为重要的是，胎儿摄钙不足，出生后还极易患颅骨软化、方颅、前囟门闭合异常、肋骨串珠、鸡胸或漏斗脑等佝偻病。

孕期解读缺钙症状

症状1：小腿抽筋：**一般在怀孕5个月时就可出现，往往在夜间容易发生。但是，有些孕妇虽然体内缺钙，却没有表现为小腿抽筋，容易忽视补钙。**

症状2：牙齿松动：**钙是构成人体骨骼和牙齿硬组织的主要元素，缺钙能造成牙齿珐琅质发育异常，抗龋能力降低，硬组织结构疏松，如果孕妈咪感觉牙齿松动，可能是缺钙了。**

症状3：妊娠高血压综合征：**缺钙与妊娠期高血压疾病的发生有一定的关系，如果你被妊娠期高血压困扰，也许你该警惕起来了。**

症状4：关节、骨盆疼痛：**如果钙摄取不足，为了保证血液中的钙浓度维持在正常范围内，在激素的作用下，孕妇骨骼中的钙会大量释放出来，从而引起关节、骨盆疼痛等。**

（3）孕早、中、晚期补钙备忘录

普通摄入　800毫克/天

增加摄入　1000毫克/天

进一步增多　1200毫克/天

孕早期是细胞分裂和器官初步发育形成期，孕妈咪钙的需求量与普通成年人需求量相同。

每天喝250毫升鲜牛奶或者酸奶，就可以提供250毫克钙，再加上其他食物中提供的钙以及多晒太阳，一般能够满足机体的每天钙的需求。无需额外补充钙剂。

胎宝宝快速生长期，摄入量增加。每天要喝500毫升牛奶或酸奶，对于不习惯喝奶的孕妈咪，每天可以补充500毫克左右的钙片，再吃一些虾皮、腐竹、黄豆以及绿叶蔬菜等钙含量丰富的食物，一般可达到。同时进行一些户外运动，享受日光浴，促进身体对钙的吸收。

随着胎宝宝的持续长大，对钙需求量进一步增多。每日喝500毫升牛奶或酸奶，补充500毫克钙片，再吃一些含钙丰富的食物，才能达到需要的钙量。当然不要忘了每天的日照，冬天一般每天不少于1个小时，夏天则为半个小时左右，并且尽量避开上午10点到下午3点这段紫外线最强烈的阳光。

孕早期补钙套餐
孕中晚期补钙套餐

孕中期补钙套餐：全天可以提供热量2182千卡，其中蛋白质84.6克、脂肪61.2克、碳水化合物325克、钙985毫克。

早餐：馒头1个（面粉100克）、鲜牛奶250毫升、煮鸡蛋1个；

午餐：大米饭（粳米100克）、卤煮牛肉（牛肉75克）、炒鲜香菇油菜（鲜香菇50克，油菜150克）；

晚餐：米饭（粳米100克）、清蒸鲈鱼（鲈鱼125克）、烧茄子（茄子200克）；

水果：橘子1个（200克）、苹果1个（200克）；

加餐：酸奶125毫升、苏打饼干4片（25克）；

孕中晚期补钙套餐：全天可以提供热量2490千卡，其中蛋白质88.7克、脂肪69克、碳水化合物378.9克、钙1269毫克。

早餐：花卷2只（面粉100克）、鲜牛奶250毫升、煮鸡蛋1个；

午餐：大米饭（粳米125克）、排骨炖海带（猪小排110克、海带50克）、炒虾皮油菜（油菜150克、虾皮10克）；

晚餐：米饭（粳米125克）、西芹百合（西芹150克、百合25克）、白灼虾（海虾150克）；

水果：香蕉1根（200克）、草莓（150克）；

加餐：酸奶 250毫升、苏打饼干4片（25克）。

（4）更年期妇女也要补钙：更年期妇女由于卵巢萎缩，雌激素水平陡然下降，雌激素对骨质的保护作用减少，骨量迅速丢失。为了避免发生骨质疏松，更年期妇女补钙问题应引起人们的关注。

补钙对于防治骨质疏松具有重要意义。骨形成是一个复杂的细胞指引的过程，在生命的前20年里，骨骼生长，骨矿物质蓄积并达到骨峰值。如果营养供给——比如钙的摄入充足，则可获得最佳峰值骨量（包括骨架大小和骨密度）。从40岁左右随年龄的增加，性腺激素浓度逐渐下降，发生骨质丢失。

一般说来，绝经后骨质疏松发生的严重程度因人而异，主要由两种因素决定：即本身的峰值骨量和骨量丢失的速率。

研究发现，峰值骨量对骨量的影响程度大于骨量丢失速率的影响。一名峰值骨量位于正常范围高限的妇女，如果骨骼以每年2%的速率丢失，而另一名峰值骨量位于正常范围低限的妇女，骨骼以每年0.5%的速率丢失。20年后，前一名妇女的骨密度仍高于后者。由此可见，骨质疏松虽然表现为是一种老年疾病，但是究其病因而言，与年轻时是否有足够的骨量储备有关。因而，骨质疏松的预防，要从婴儿期、儿童、青少年抓起，年轻时足够的骨量储备是关键。

更年期妇女，每天丢失约25毫克钙，照此计算15年后总共丢失约137克钙，占其骨钙的11% ~ 12%（60公斤体重含钙约1200克）。绝经后前十年中小梁骨钙(脊椎骨中较多)丢失最多，约占40% ~ 60%，因此，绝经后妇女身高逐年下降，出现腰疼、驼背等症状，易发生骨折，患上绝经后骨质疏松。

许多流行病学和临床研究表明，膳食钙摄入高的人群有较高的骨密度，因此，补钙对于防治骨质疏松是非常重要的措施。

（5）少女头发黄可能是缺钙：婴幼儿、乳母和老年人容易缺钙，而青春期少男少女容易缺钙，却鲜为人知。进入青春期以后是人体的第二激增期，发育快的一年可以长高7 ~ 8厘米，体重可以增加3.5 ~ 4公斤，一年不见就长成小伙子或者大姑娘了，一年要长这么多骨头和肉没有丰富的营养是不行的。

一般来说，吃什么都可以“长肉”，但骨骼是非钙不可的，没有钙就不能长骨头。因此，青春期钙的需要量也就特别多。常年在室内学习较少见阳光的青少年容易缺钙。因为阳光中的紫外线可以促进钙质的吸收，没有紫外线的照射，吃再多的钙质，也不会长成骨骼。青春期缺钙主要表现为夜间盗汗，也就是睡觉时出汗；头发少，无光泽，呈焦黄状；晚上睡觉时小腿肚子抽筋。

（6）儿童补钙吃什么最好：为

了让孩子茁壮成长，家长们都非常关注孩子的补钙问题。除了多吃高钙食品外，很多家长担心孩子从食物中补钙还不够，便刻意给孩子服用补钙产品。

科学研究证明儿童补钙以食补为好。在需要服用补钙产品时，也应慎重。儿童由于肠胃功能较弱，不要选择碱性较强的补钙剂，如碳酸钙、活性钙等；不应在服用补钙剂的同时饮用汽水、碳酸饮料等，否则会影响对钙的吸收和利用。另据专家研究发现，儿童过量服用钙制剂，会抑制对锌元素的吸收，因此有缺锌症的儿童要补钙时，尤其应以食补为主。

日常食物中，含钙较多的有牛奶、奶酪、鸡蛋、豆制品、海带、紫菜、虾皮、芝麻、山楂、海鱼、蔬菜等。特别是牛奶，每天喝牛奶500克，便能供给600毫克的钙；再加上膳食中其他食物供给的300毫克左右的钙，便能完全满足人体对钙的需要。补钙的同时还要注意加强户外运动，经常沐浴阳光，可促进人体内维生素D的合成，有助于人体对钙的吸收。

（7）老年人补钙要注意：老年人缺钙会造成很多疾病，最常见的是骨质疏松症。患者骨骼变得细小而空洞，犹如浮石般脆弱易断。老人如何补充钙质呢？最基本的应注意以下三点：

1）补钙莫忘食醋：补钙的最好办法是从食物中摄取。含钙较多的食物有牛奶、鸡蛋、猪骨头汤、鱼虾、黄豆、萝卜缨、芹菜、韭菜等。但是，补钙时莫忘吃醋，有人做过这样的实验，把骨质疏松的老鼠分为普通食物组和吃醋食物组（钙的摄取量相同），一个月后检查两组老鼠骨头的强度，结果发现吃醋食物组的老鼠骨强度明显增加。因为醋与食物中的钙能产生化学反应，生成既溶于水又容易被人体吸收的醋酸钙。因此，提倡食物中加点醋，如常吃糖醋排骨、糖醋鱼等。

2）注意食物中钙磷的比例：钙在人体内的吸收和利用还常常受到其他成分的影响，对钙的吸收利用率影响较大的是钙磷的含量比例。当钙和磷的比例在1∶1～1∶2时，钙的吸收率最高。在食品中，钙磷之比在此范围内的要数水产品，所以，补钙应多吃些水产品为好。

3）宜在夜间补充钙质：因为夜间患者最需要钙，而且最容易吸收。一方面，由于夜间入睡后不进食物，但人体血液中仍需要一定数量的钙，这时只有从体内唯一含钙部分——骨骼中索取；另一方面，由于就寝时人体的含钙量较少，因此，临睡前摄取钙质能很快被吸收。

7. 补钙小知识二

（1）补钙伴侣——维生素D：维生素D 对人体血清钙的维持至关重要。其主要作用在于：促进肠道对钙的吸收；促进钙在骨内的沉积、钙与蛋白结合；减少肾脏钙的排泄。维生素D还能诱导钙结合蛋白的形成。一般来说，正常人维生素 D是不会缺乏的，因为皮下的7-脱氢胆固醇在紫外线的照射下，可直接变为维生素D_3，随后在肝脏中储存，在25-羟化酶的作用下，生成25-羟胆固化醇。25-羟胆固化醇与一种特殊的转运球蛋白结合，随血液循环到全身。但一般情况下，25-羟胆固化醇不直接作用于器官，而是要到肾脏进一步羟化，变成1，25-二羟化胆固化醇，发挥其生理作用。钙对维生素D的代谢也有影响。低血钙时，1，25-二羟化胆固化醇合成加速；高血钙时，1，25-二羟化胆固化醇合成减慢，来维持血钙的平衡。

（2）参与钙调节的“三剑客”：参与钙调节的激素有三种，即维生素D、降钙素、甲状旁腺激素。降钙素可降低血浆中钙离子的浓度，使钙离子沉积到骨骼中去。不过，降钙素最主要的作用是抑制骨盐的溶解，使骨组织释放入血的钙盐减少，导致血钙浓度降低。甲状旁腺激素是甲状旁腺分泌的一种激素，其主要作用是动员骨骼中钙转移到细胞外来，促进肾小管对钙的重吸收，增加磷的排出。甲状旁腺激素使血钙浓度上升，同时甲状旁腺激素的分泌也受血钙浓度的调节，两者成反比关系。血钙浓度高时，其分泌受抑制；血钙浓度低时，其分泌则亢进。降钙素的作用与甲状旁腺激素的作用相互拮抗。在人体内，这三种激素相互协调，共同维持着血钙的浓度。

（3）钙、铁、锌能同时补充吗：钙、铁、锌同为无机盐金属离子，一般人认为，三者在肠道内存在着竞争抑制，尽管如此，只要按照科学剂量合理的同时给予钙、铁、锌，三种元素不但能得到很好的吸收，而且在治疗方面有相互协同作用；联合使用更能满足身体生长发育对钙、铁、锌的需要。

（4）钙的十大妙处

◎**补钙减肥：**人体血钙升高后可增加降钙素的分泌，而降钙素可降低人的食欲，减少进餐量；另外足量的钙特别是离子钙，在肠道中能与脂肪酸、胆固醇结合，阻断肠道对脂肪的吸收，使其随粪便排出。此法更适合儿童减肥，无任何副作用。

◎**补钙降压：**高血压在无声无息中损害人的动脉血管及其他器官。研究表明，对于某些人来说不用药物而增加钙的摄入可能是有效的一招。南加利福尼亚大学医学院预防医学副教授杰姆斯.H.德威尔的调查显示，凡每天摄钙量1300毫克的人，比起每天摄钙量为300毫克者高血压的罹患率低12%，在40岁以下的人群中患病危险性减少24%。

◎**补钙预防心脏病：**大量研究资料显示，钙元素除了通过降低血压的途径来保护心脏外，还有一种护心方式，那就是帮助降低血液中的胆固醇。每天摄钙2200毫克可减少胆固醇6%，低密度脂蛋白胆固醇减少11%，而高密度脂蛋白胆固醇却保持不变。

◎**补钙预防近视：**如果眼球缺钙，眼压就不能维持正常，因此在近视的高发年龄段——青春期（11～18岁）补充足量的钙质很可能会拒绝近视。

◎**补钙预防腹痛：**有的孩子喊肚子疼，既不发热也不腹泻，驱虫也无效，腹痛可在几分钟后自行消失。这种症状可能与体内缺钙导致肠痉挛有关。由于血钙是维持神经、肌肉正常兴奋的重要原因，一旦偏低，神经肌肉的兴奋性增加，导致肠壁平滑肌产生强烈收缩而发生腹痛。因此补钙可以收到立竿见影的效果。

◎**补钙防止肾结石：**多年来医生常提醒肾结石病人要限吃钙质，理由是钙为结石的主要成分之一。但新近研究表明，减少肾结石的办法也许是增加钙的摄取量。国外资料表明，三餐中饮食含钙量较多的人（平均每天1320毫克），与摄钙量最少的人（每天516毫克）相比较，罹患结石病的危险性减少1/3。

◎**补钙防止经前综合征：**美国调查10位患经前综合征的妇女，结果表明当吃含钙量高的饮食时，70%的妇女诉说疼痛减轻，80%尿潴留减少，90%在月经期神经质暴躁或精神抑郁都减少或减轻。

◎**补钙促身高**：孩子的个头怎样才能长得更高？适时补钙是一个既简单又有效的办法。奥妙在于孩子进入睡眠状态后，内分泌系统最为活跃，释放出来的生长激素最多。生长激素是儿童长个的"催化剂"，此时补钙加速新骨的钙化与成熟，孩子会长得更高些。

◎**补钙防癌**：最近国外医学界传来好消息，补钙有助于预防结肠癌，可能是钙元素可限制胆汁酸通过肠道之故。另一项研究则证明钙能阻止结肠息肉增生，资料显示，补钙者息肉增生的比例减低24%。

◎**补钙延年益寿**：缺钙乃是生命个体衰老的一个重要因素，补钙可在一定程度上使你活得更久一些。

（5）钙剂不宜与牛奶同服：牛奶和钙剂都是很好的钙源，但是同时服用会降低钙的吸收和利用率。钙质加入牛奶后，无形之中造成一种钙质浪费。另外，牛奶中蛋白质和脂肪含量都较高，钙已接近饱和状态。牛奶中大分子胶质遇到大量的钙质易形成凝块状，容易被误认为牛奶变质。

（6）补钙期间少吃盐：食盐中含有钠离子，钠也是人体每日不可缺少的营养物质之一。在补钙期间，适当限制盐的摄入量有利于钙离子的吸收利用。这是因为钠通过肾脏排泄的同时，要带走一定的钙，高钠饮食会造成钙的丢失。

（7）补钙的最佳时间：补钙的最佳时间是在每天临睡前。一方面，白天可从食物中得到钙质，以维持血钙和尿钙的平衡。到了夜间，人体不再进食，而尿液照常会形成，血液中的一部分钙质还是不断进入尿液，于是为了维持正常的血钙水平，人体就不得不动用钙库——骨骼中的钙。另一方面受激素分泌的影响，血钙水平一般在夜间较低，白天较高。临睡前补钙可以为夜间的这种钙调节提供钙源，阻断体内不断动用骨钙。钙还有镇静作用，可以有助于睡眠。

8. 购买指南

葡萄糖酸钙含片

【适应证】**用于预防和治疗钙缺乏症，如骨质疏松、手足抽搐症、骨发育不全、佝偻病以及儿童、妊娠和哺乳期妇女、绝经期妇女、老年人钙的补充。**

【规格】0.1克。

【用法用量】口服，含化或咀嚼后服用。一次5～10片，一日3次。

【不良反应】偶见便秘。

【禁忌】高钙血症、高钙尿症、含钙肾结石或有肾结石病史患者禁用。

【注意事项】

(1) 心肾功能不全者慎用。

(2) 对本品过敏者禁用，过敏体质者慎用。

(3) 本品性状发生改变时禁止使用。

(4) 请将本品放在儿童不能接触的地方。

(5) 儿童必须在成人监护下使用。

(6) 如正在使用其他药品，使用本品前请咨询医师或药师。

【药物相互作用】

(1) 本品不宜与洋地黄类药物合用。

(2) 大量饮用含酒精和咖啡因的饮料以及大量吸烟，均会抑制钙剂的吸收。

(3) 大量进食富含纤维素的食物能抑制钙的吸收，因钙与纤维素结合成不易吸收的化合物。

(4) 本品与苯妥英钠及四环素类同用，二者吸收减少。

(5) 维生素D、避孕药、雌激素能增加钙的吸收。

(6) 含铝的抗酸药与本品同服时，铝的吸收增多。

(7) 本品与噻嗪类利尿药合用时，易发生高钙血症(因增加肾小管对钙的重吸收)。

(8) 本品与含钾药物合用时，应注意心律失常的发生。

(9) 如与其他药物同时使用可能会发生药物相互作用，详情请咨询医师或药师。

【药理作用】本品参与骨骼的形成与骨折后骨组织的再建、肌肉收缩、神经传递、凝血的过程并降低毛细血管的渗透性等。

9. 补钙常见误区

误区一

日常合理的富钙饮食
就可以补充足够的钙，
不必专门特意去补

这种观点是不正确的。虽然海水中的鱼类在富含钙的海水中生活，从来不缺钙，而在陆地生存的动物，包括我们人类，由于远离了海洋，所以时常会出现钙缺失。为了应对缺钙，还专门进化出一个腺体，即甲状旁腺。在身体缺钙的时候，甲状旁腺分泌激素，从骨骼“银行”取钙应急，但这却可导致骨质疏松。阳光的照射和钙的吸收关系密切，可是我们并不能保证总能得到充足的阳光。如果这样，即使我们摄入了含钙的食物，也会因为没有足够的“日光浴”而吸收不好。我国东北地区由于气候严寒，在漫长的冬季经常足不出户，晒不到太阳，就会因缺钙而产生腰腿疼。另外，年轻时的体育锻炼，特别是帮助长骨的运动对增强骨质十分有益。年轻时经常参加体育锻炼，或体力劳动充足的人，很少患骨质疏松症。在35岁左右骨峰值形成后，特别是进入中、老年期，锻炼起着维持骨质、防止骨质丢失的作用。如果我们保证不了经常性、饱和度较高的体能锻炼，缺钙也就不是什么新鲜事了。

误区二

补钙容易造成体内钙太多了，形成高钙血症

如果认为高钙血症是因为身体内的钙太多了才会得的一种病，那就大错特错了，你犯了一个望文生义的错误。成人体内钙含量约为1200克，其中约99%存在于骨骼和牙齿之中，约1%的钙存在于软组织细胞外液及血液中。当人体钙摄入不足时，血钙浓度就会下降，甲状旁腺就会从骨骼“银行”中取钙。由于骨骼中的钙含量及浓度远远高于血液，所以往往会提出过多。这些多提的钙在血管及组织中骤增，这时就患了高钙血症。所以说，高钙血症恰恰是因为缺钙才会得的病。

误区三

补钙太多会使孩子的骨骼提早结束发育，个子长不高，最好采取宁少勿多的原则

这种担心其实是多余的。当人体钙源充足时，不但不会发生甲状旁腺从骨库中提钙的现象，还会通过甲状腺分泌的降钙素不断向骨骼“银行”“存”钙，从而保持体内钙的良性循环。由于钙对人体是一个外源性物质，在体内不能合成，因此需要源源不断从体外补充。缺钙时肠壁会竭尽全力吸收钙，当吸收至体内足够所需量时，多余的部分就会排出，所以根本不必担心补钙太多会使孩子的骨骼提早结束发育。

误区四 不缺钙时不用补，等缺了钙再补也不迟

人的一生从胎儿时期开始就有许多补钙的机会，如果错过了就会带来遗憾。婴幼儿补充足够的钙，能够增强神经组织的传导能力，预防小儿佝偻病。8 ~ 18岁是达到高峰骨质的关键时期，在早期发育期将钙补足是使高峰骨质达到最佳状态的必要条件，也是最有效预防老年骨质疏松的方法。人过中年骨质逐年丢失，每年大约丢失0.7% ~ 1%。女性到了更年期后，骨质丢失加速，65岁后可能丢失骨钙的35% ~ 50%，男性可能丢失30% ~ 36%。这个漫长的人体钙丢失的过程，就好比一个无声无息的杀手给人类带来两大疾患，一方面由于骨钙丢失引起骨质疏松、骨质增生及各类骨折；另一方面由于血液及细胞内钙浓度增高，导致钙在血管壁和心肌、肾脏等软组织中沉积，甚至沉积于脑、脊髓及眼球的水晶体内，引起动脉硬化、高血压、冠心病、结石、老年痴呆及恶性肿瘤等病症。为了避免这些严重的后果，人体在儿童期、青春期、成熟期均应保持"正钙平衡状态"，即摄取与吸收的钙大于消耗、丢失的钙。不要等到缺钙时再补，那时已经太迟了。

误区五 轻信广告中某些夸大其词的说法

某些厂商为了增加产品销量、扩大知名度，在广告中加入不切实际、夸大其词的言语和数据。专家称：正常情况下，钙剂对于人体的吸收率大致在30%左右。这显然与某些商业广告中所宣传的吸收率高达90%有很大出入。还有一些厂家把在动物身上获得的实验结果写在产品说明书中。对待这些，需要消费者有正确、客观的判断力，对待产品不能跟风、盲从，平时有意识地多积累一些医学常识是非常有必要的。